W0220330

Fühl dich leicht

Mein Ernährungs-Coach durchs Jahr

Fühl dich leicht

Mein Ernährungs-Coach durchs Jahr

OTUS Lifestyle

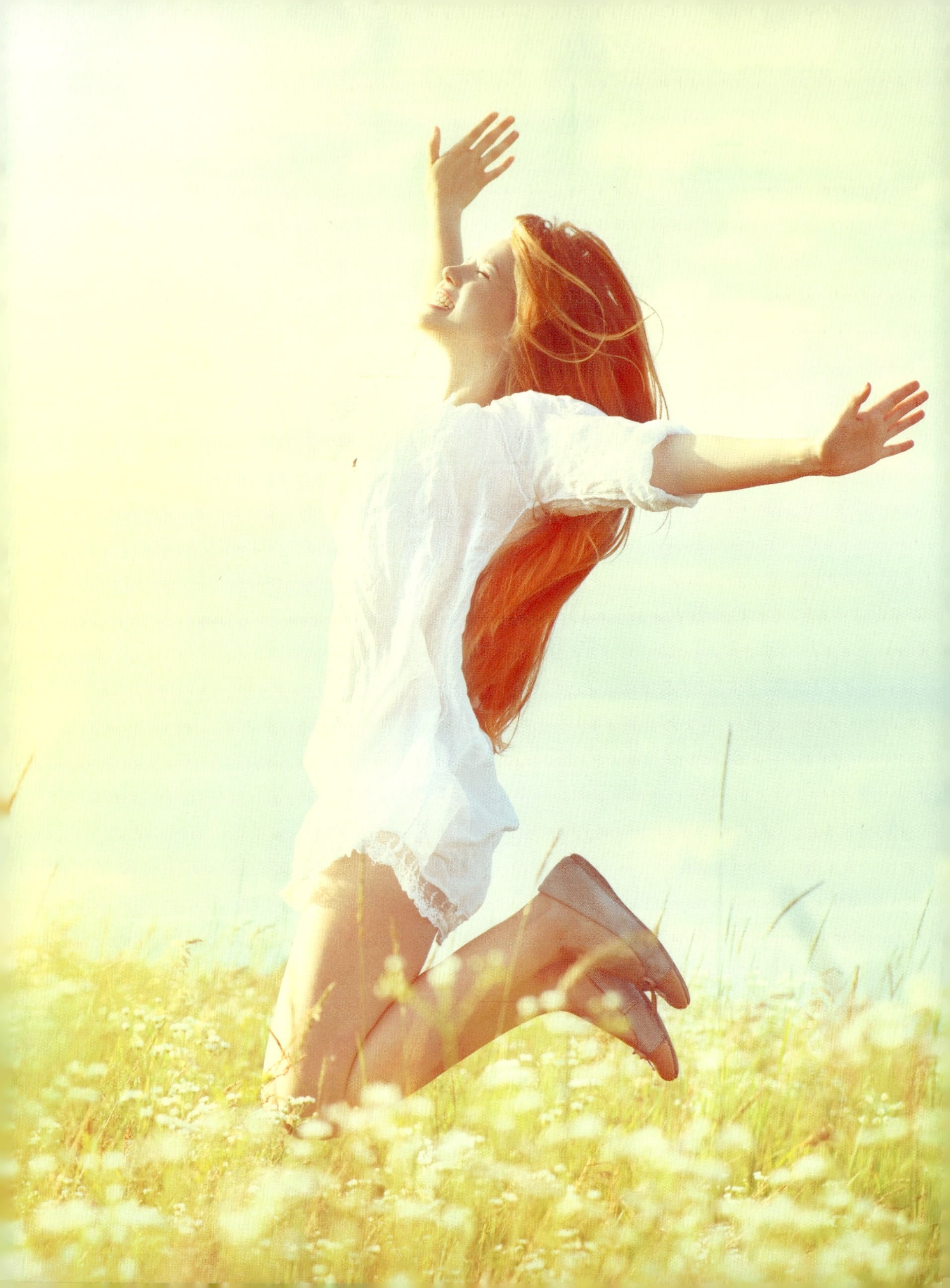

Inhalt

Vorwort

Ihr persönliches Diättagebuch begleitet Sie mit nützlichen Tipps und Hinweisen durch jede Diät. Es enthält Infos für eine gesunde Ernährung, zur Diätvorbereitung, zum Entgiften und zum Gewichthalten. Außerdem gibt es viele Tipps zum Durchhalten, gesunde, leichte Rezepte, Fitnessübungen, Wellnesstipps sowie Gesundheitstipps zu häufigen psychischen und körperlichen Stolperfallen während einer Diät.

Ein Einstiegstest hilft Ihnen dabei, herauszufinden, welcher Ernährungstyp Sie sind, und monatlich werden Ihnen die bekanntesten Diäten vorgestellt. Außerdem haben Sie ausreichend Platz für eigene Notizen, z. B. zum Diätfortschritt, zu persönlichen Erfahrungen, zu Stimmungen während der Diät, zu gegessenen Nahrungsmitteln und Kalorien, zur Gewichtsabnahme und zu Fortschritten beim Sport.

Ihre Fortschritte können Sie zudem monatlich in einer Erfolgskurve festhalten. So haben Sie sie stets vor Augen und können sich immer wieder neu motivieren. Vor allem zu Jahresbeginn gehört das Abnehmen zu den beliebtesten Vorsätzen. Sie können aber auch mitten im Jahr mit Ihrer Diät beginnen. Und da Diäten nur auf eine bestimmte Zeit begrenzt sind, können Sie den restlichen Platz nach Belieben nutzen, z. B. für die nachfolgende Ernährungsumstellung sowie Ihren Sport- und Entspannungsplan.

Mit Ihrem persönlichen Diät-Coach wird das Abnehmen ein Kinderspiel und Sie beginnen jeden neuen Tag mit Schwung und Motivation! Viel Spaß und gutes Gelingen!

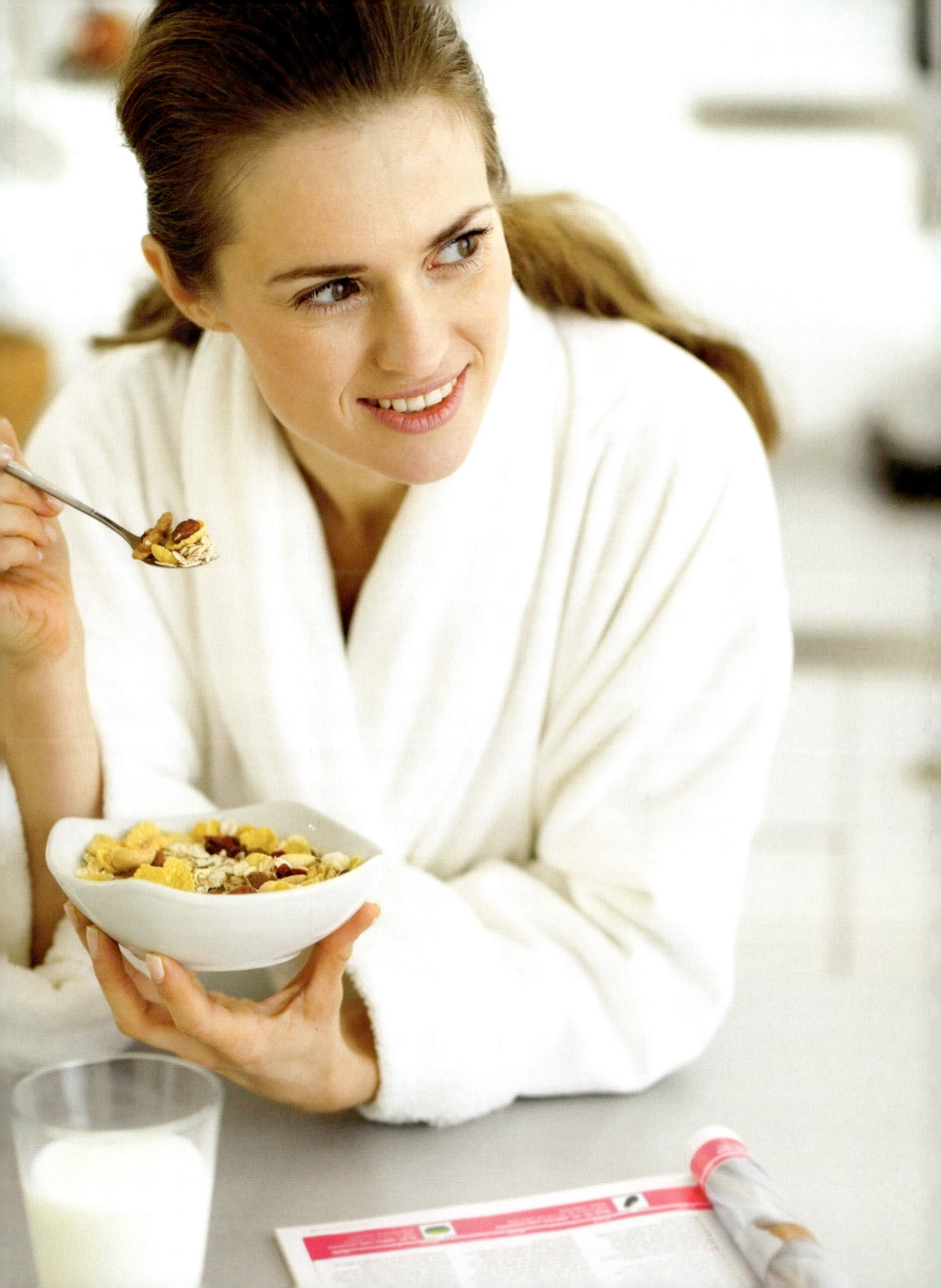

Welcher Ernährungstyp bin ich?

Bevor Sie mit einer Diät oder Ernährungsumstellung beginnen, ist es sinnvoll, Ihr Essverhalten etwas genauer unter die Lupe zu nehmen. Die folgenden Fragen sollen Ihnen dabei Hilfestellung bieten:

Wie ist Ihr Ernährungsverhalten?

Essen Sie immer zur gleichen Zeit?

❍ ja
❍ nein

Wie viele Mahlzeiten benötigen Sie täglich, damit Sie sich wohlfühlen?

❍ mehrere
❍ nur wenige
❍ drei Mahlzeiten pro Tag

Wie oft plagen Sie Hungergefühle?

❍ oft, schwer zu stillen
❍ selten, gut zu stillen
❍ nur bei längeren Essensabständen, gut zu stillen

Wie fühlen Sie sich nach dem Essen?

❍ leistungsfähig und fit
❍ schlapp und müde
❍ genauso wie zuvor

Wann essen Sie bevorzugt?

❍ zu festen Zeiten
❍ wenn ich hungrig bin
❍ bei Stress
❍ wenn ich frustriert oder traurig bin
❍ bei Langeweile
❍ Sonstiges:

____

____

____

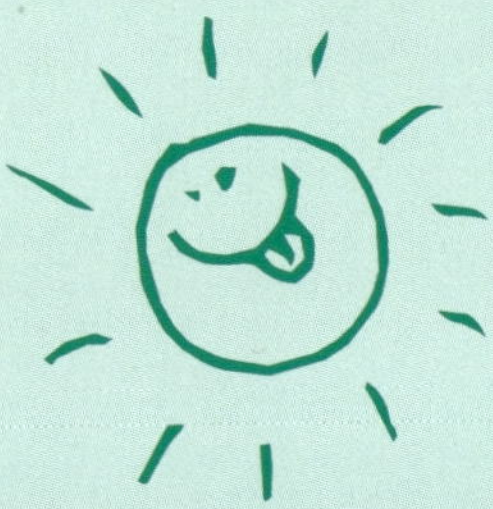

Wie sind Ihre gewohnten Portionsgrößen?

❍ klein
❍ mittel
❍ groß

In welchen Situationen greifen Sie zu Süßigkeiten und Knabberzeug?

❍ nie
❍ immer, wenn ich Lust habe
❍ nachmittags beim Kaffee
❍ abends vor dem Fernseher
❍ Sonstiges:

____
____
____

Was essen Sie am liebsten?

❍ Obst und Gemüse
❍ Süßes, Backwaren und Nudeln
❍ Fleisch und Wurst
❍ Fastfood und Fertiggerichte
❍ keine besonderen Vorlieben

Was trinken Sie am liebsten?

____
____
____

Wie oft täglich essen Sie Obst und Gemüse?

____
____
____

Wie häufig essen Sie Selbstgekochtes?

❍ selten
❍ regelmäßig
❍ häufig
❍ sehr häufig
❍ ausschließlich

Wie viel Zeit nehmen Sie sich zum Essen?

____
____
____

Welcher Ernährungstyp bin ich?

Wie verhalten Sie sich bei Diäten?

Haben Sie schon einmal eine Diät gemacht?

❍ ja
❍ nein

Wenn ja, haben Sie die Diät durchgehalten?

❍ ja
❍ nein

Wenn nein, warum nicht?

❍ unrealistische Ziele
❍ Heißhungerattacken
❍ Stimmungstiefs
❍ körperliche Beschwerden (z. B. Kreislaufprobleme)
❍ nicht alltagstauglich
❍ mangelnde Abwechslung
❍ Motivationsprobleme
❍ Sonstiges:

____
____
____

Wie haben Sie sich während der Diät gefühlt?

____
____
____

Haben Sie nach der Diät Ihr Gewicht gehalten?

❍ ja
❍ nein

Wenn nein, warum nicht?

____
____
____

Auf diesen Fragen aufbauend, können Sie überlegen, ob Sie das Richtige essen, ob Ihre Ernährung die passende für Sie ist oder wo vielleicht noch kleine Ernährungssünden liegen. Ihre Antworten geben Ihnen auch Anhaltspunkte dafür, welche Diät für Sie geeignet ist, und Sie erkennen, wo vielleicht Stolperfallen liegen könnten. Und vor allem können Sie überlegen, was Sie vielleicht noch verbessern können, um Ihren Diäterfolg zu steigern.

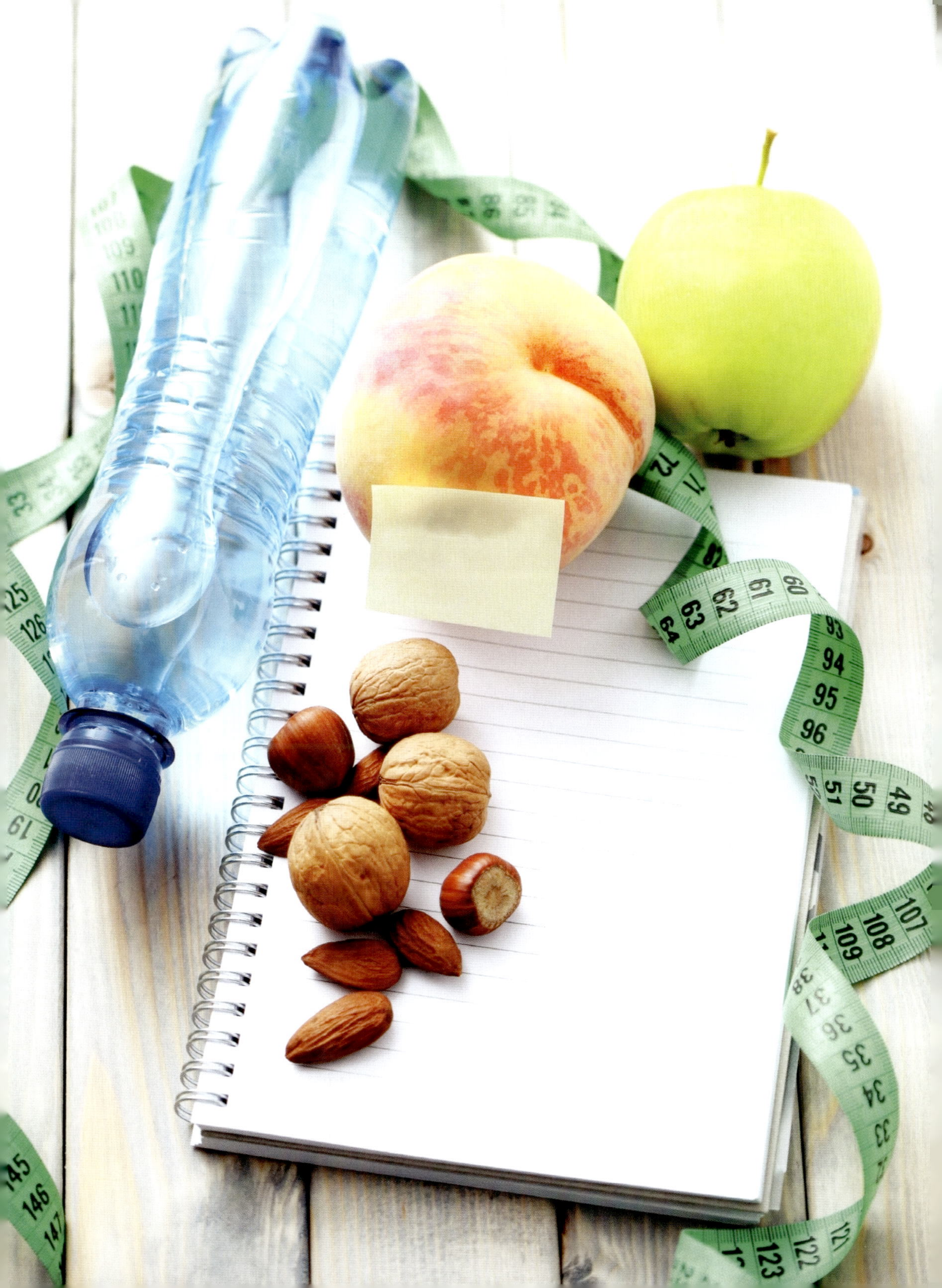

Einleitung

Sie möchten in ein paar Wochen Ihre überflüssigen Pfunde loswerden und auch im Bikini eine gute Figur machen? Dann legen Sie los, aber bleiben Sie dabei realistisch.

Wenn Sie im Moment Größe 44 tragen, schaffen Sie es nicht, in vier Wochen bei Größe 36 anzukommen. Orientieren Sie sich nicht an Models oder Schauspielerinnen, sondern suchen Sie sich Ihr eigenes Ideal! Das persönliche Wohlfühlgewicht lässt sich zwar nicht messen, wer jedoch mit seinem Körper zufrieden ist, strahlt dies auch aus. Er fühlt sich selbst positiv und wirkt entsprechend selbstbewusst.

Wie entsteht Übergewicht?

Übergewicht entsteht durch eine ungünstige Energiebilanz. Man unterscheidet dabei zwischen Grund- und Leistungsumsatz. Der Grundumsatz ist die Menge an Energie, die der Körper bei völliger Ruhe für die Aufrechterhaltung der Körperfunktionen (z. B. Körperwärme) benötigt. Als Leistungsumsatz bezeichnet man die Energiemenge, die bei körperlicher Tätigkeit verbraucht wird. Werden Muskeln aufgebaut, erhöht sich auch der Grundumsatz.

Eine grobe Faustregel für den täglichen Grundumsatz lautet: Körpergewicht (kg) x 24 Stunden. Verbringen Sie den Tag überwiegend sitzend, können Sie 10 Prozent hinzurechnen, bei unregelmäßiger sportlicher Betätigung 20 Prozent, bei körperlicher Aktivität im Alltag 30 Prozent und bei regelmäßigem Sport 50 Prozent. Um abzunehmen, benötigen Sie langfristig 300 bis 500 Kalorien täglich weniger.

Langfristige Ernährungsumstellung

Bei manchen Diäten sollen Sie auf Kohlenhydrate verzichten, bei anderen auf Fette, bei wieder anderen sollen Sie sich hauptsächlich von Kohlsuppe ernähren. Kurzfristig führt dies vielleicht zu Abnehm-Erfolgen, doch für eine langfristige Ernährung sind Diäten nicht geeignet. Einseitige Diäten führen häufig zu Mangelerscheinungen, Radikaldiäten mit extrem niedriger Kalorienzufuhr zu einem Jo-Jo-Effekt, also dazu, dass man einige Zeit später genauso viel oder gar mehr auf die Waage bringt als zuvor. Dies kommt daher, dass der Körper lernt, mit weniger Kalorien auszukommen und den Stoffwechsel zurückschraubt. Wenn Sie danach wieder normal essen, verbrennt der Körper weniger Energie und legt Fettdepots an. Langfristig hilft daher nur regelmäßiges Training und eine dauerhafte Ernährungsumstellung. Hierfür benötigt der Körper eine ausgewogene Kombination von Nährstoffen, zu der auch Fette oder Kohlenhydrate gehören. Hier kommt es auf die Menge an, damit es nicht zu Übergewicht kommt. Achten Sie beim Einkauf auf Fett- und Zuckergehalte, meiden Sie jedoch strikte Verbote, da dies zu Heißhunger führen kann. Wählen Sie mit Bedacht aus (z. B. dunkle Schokolade statt Vollmilchschokolade und „gute" Fette wie z. B. in Fisch oder Leinöl). Fünfmal am Tag sollten die gesunden Fitmacher Obst und Gemüse auf den Tisch kommen (zwei Portionen Obst und drei Portionen Gemüse oder Salat). Außerdem sollten Sie viel trinken (z. B. Wasser, ungesüßten Tee oder Saftschorlen), um Stoffwechselabbaustoffe auszuschwemmen – täglich etwa 2,5 Liter.

Zusätzlich Sport treiben

Bei einer Diät wird neben Fett auch Muskelmasse abgebaut. Wer ernsthaft abnehmen möchte, muss sich daher zusätzlich bewegen. Der beste Fatburner ist dabei aerobisches Training, also z. B. Radfahren, Laufen, Schwimmen und andere Sportarten mit hohem Kalorienverbrauch. Steigern Sie sich über Wochen hinweg, sodass Sie auf je 30 Minuten zwei- bis dreimal pro Woche mit je einem bis zwei Tagen Pause kommen. Geübte können etwa drei bis vier Stunden wöchentlich auf vier bis fünf Tage verteilt trainieren. Zusätzlich sollten Sie sich so oft wie möglich im Alltag bewegen. In diesem Buch finden Sie einige Fitnessübungen, die Sie nach Belieben zusammenstellen und öfter wiederholen können, wenn Sie sich fitter fühlen.

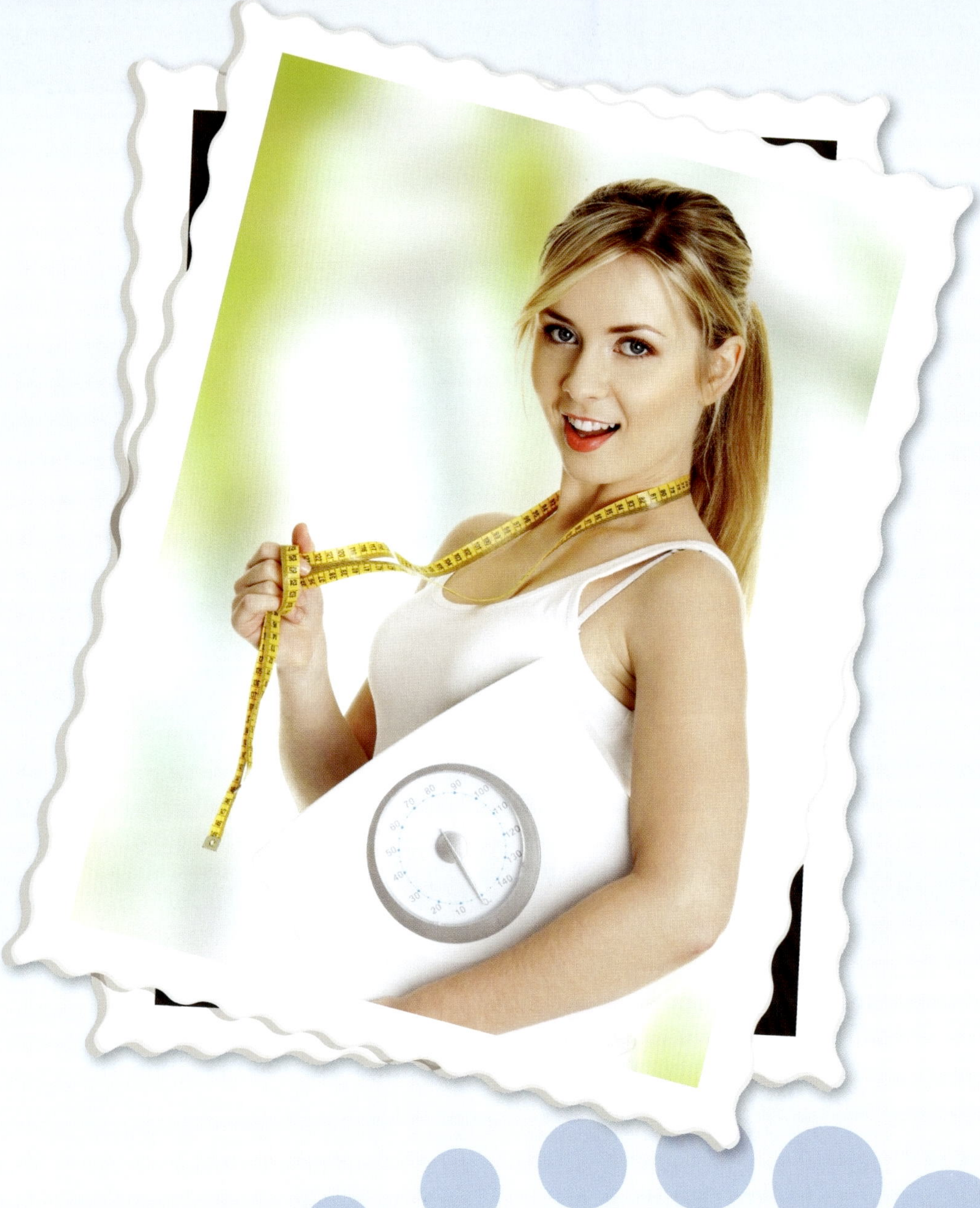

Januar

Meine persönlichen Januar-Werte:

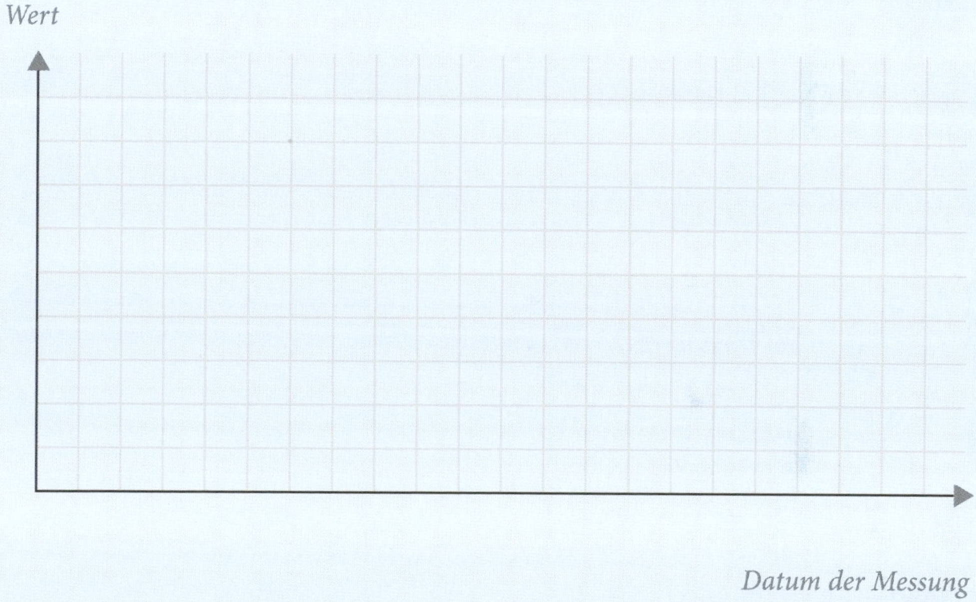

Woche 1

Montag ....
....
....
Dienstag ....
....
....
Mittwoch ....
....
....
Donnerstag ....
....
....
Freitag ....
....
....
Samstag ....
....
....
Sonntag ....
....
....

Resümee ....
....
....
....
....
....

„Wenn der Mensch sich etwas vornimmt, so ist ihm mehr möglich, als er glaubt."

Johann Heinrich Pestalozzi

Abnehmerfolge feiern

Ist es für Sie nichts Besonderes, einige Kilo abgenommen zu haben? Überlegen Sie einmal, welche Leistungen Sie dafür erbringen mussten: Sie haben Ihre Ernährung komplett umgestellt, Versuchungen gemeistert und Stunden beim Sport verbracht. Und waren dabei auch noch erfolgreich – feiern Sie das! Lassen auch Sie Ihre Familie und Ihre Freunde an Ihrem Glück teilhaben. Sie haben es sich verdient!

So bereiten Sie sich auf eine Diät vor!

Körperliche Gesundheit ist die Voraussetzung jeder Diät. Wenn Sie sich unsicher sind, sollten Sie vor Diätbeginn einen Arzt aufsuchen. Suchen Sie sich eine Diät, die zu Ihnen passt und die Sie gut durchhalten können. Mustern Sie alles aus, worauf Sie während der Diät verzichten wollen. Legen Sie den Starttag nicht auf die Zeit vor oder während der Feiertage. Am besten sind die Durchhaltechancen an einem Samstag, denn am Wochenende fällt es leichter, die Ernährung umzustellen als mitten im Arbeitsstress. Lange Spaziergänge, die den Stoffwechsel ankurbeln und dabei helfen, zur Ruhe zu kommen, bieten einen guten Start für eine Diät. Sport gehört zum Abnehmen unbedingt dazu. Wenn Sie bisher keinen Sport getrieben haben, sollten Sie es hier langsam angehen lassen, z. B. mit einem flotteren Spaziergang, und sich nur allmählich steigern. Planen Sie auch genug Zeit ein, denn gesund kochen dauert meist länger.

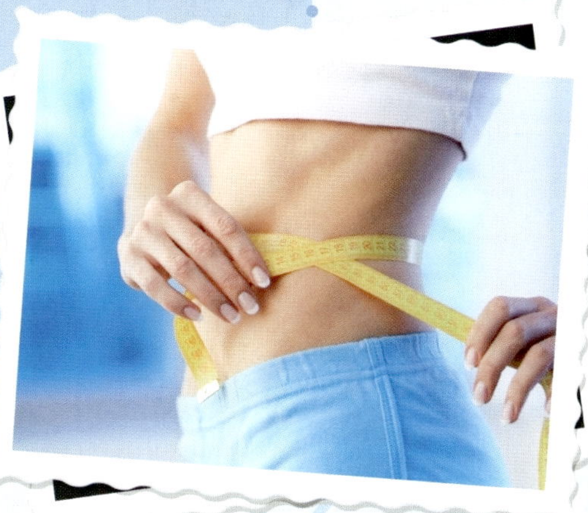

Woche 2

Montag ....

....

....

Dienstag ....

....

....

Mittwoch ....

....

....

Donnerstag ....

....

....

Freitag ....

....

....

Samstag ....

....

....

Sonntag ....

....

....

Resümee ....

....

....

....

....

....

Einen Detox-Tag einlegen

Für Ihren Detox-Tag trinken Sie über den Tag verteilt 1,5 bis 2 Liter stilles Mineralwasser. Zum Frühstück trinken Sie heißes Ingwerwasser (1,5 cm langes Stück Ingwer schälen, in Scheiben schneiden, mit heißem Wasser überbrühen und 10 Minuten zugedeckt ziehen lassen). Dazu mixen Sie eine Handvoll Beeren (auch TK) mit 200 ml frisch gepresstem Orangensaft. Als Zwischenmahlzeit dienen Wasser und Kräutertees, bei mehr Appetit auch vormittags und nachmittags ein Smoothie aus Obstsaft und Beeren. Mittags und abends essen Sie eine Gemüsesuppe. Hierfür etwas Zwiebel und Knoblauch in 1 TL Raps- oder Olivenöl glasig dünsten, gewürfeltes Gemüse (z. B. Brokkoli, Sellerie, Möhren oder Kohlrabi) kurz mitkochen, mit Wasser aufgießen, bissfest garen und fein pürieren. Alternativ kann es hier auch ein Gemüse-Smoothie z. B. aus Gurken oder Tomaten-Direktsaft mit Spinat, Rote Beter oder Staudensellerie und Kräutern oder Salat (z. B. Rucola oder Feldsalat) sein.

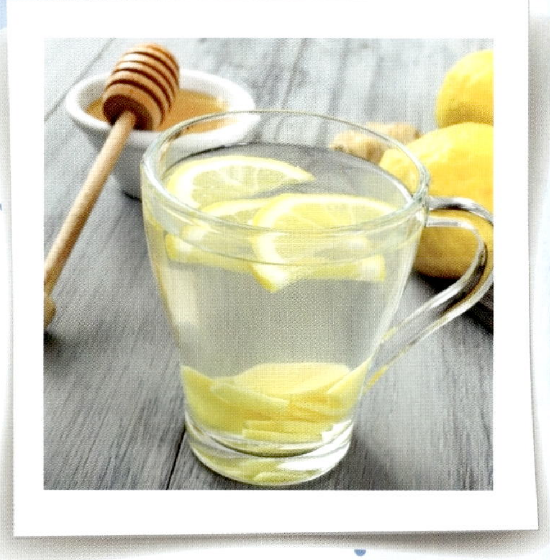

Entschlacken vor Diätbeginn

Haben Sie schon einmal erlebt, dass Diäten trotz strengster Disziplin kaum bei Ihnen anschlagen? Das kann, einigen Experten zufolge, auf eine Übersäuerung hindeuten: Vor allem Lebensmittel wie Fleisch, Wurst, Fisch, Hülsenfrüchte, Käse, Eier, Kaffee, schwarzer Tee, Alkohol, Weißmehlprodukte, raffinierter Zucker, Süßigkeiten und Fastfood führen zu einer ungesunden Übersäuerung. Hier ist es nötig, das Säure- Basen-Gleichgewicht mit viel Wasser und basischen Lebensmitteln wie Obst und Gemüse wieder ins Lot zu bringen. Mit einem entschlackenden Fastentag vor Diätbeginn bereiten Sie Ihren Körper auf die bevorstehende Diät vor, sodass sie besser wirkt. Auch nach der Diät bringt eine Fastenwoche ein bis zweimal im Jahr bzw. ein Detox-Tag pro Woche den Körper wieder in Balance.

Woche 3

Montag...

....

....

Dienstag...

....

....

Mittwoch...

....

....

Donnerstag...

....

....

Freitag..

....

....

Samstag..

....

....

Sonntag..

....

....

Resümee..

....

....

....

....

....

Fasten zum Entgiften

Es gibt verschiedene Fastenarten, die Ihnen beim Entgiften helfen können:

- **Basen-Fasten:** Hierbei verzichtet man für etwa eine bis vier Wochen auf alle säurebildenden oder -haltigen Lebensmittel (z. B. tierisches Eiweiß, Süßigkeiten). Auf dem Speiseplan stehen hauptsächlich Obst und Gemüse.
- **Suppen-Fasten:** Beim Suppenfasten verzichtet man auf feste Nahrung. Man isst eine Woche lang zum Frühstück jeweils eine Hafercremesuppe, mittags und abends einen bis zwei Teller Basensuppe aus Kartoffeln, Gemüse und entschlackenden Gewürzen wie z. B. Ingwer.
- **Saft-Fasten:** Bis zu zweimal im Jahr verzichtet man je drei bis fünf Tage auf feste Nahrung und nimmt stattdessen nur Obst- und Gemüsesäfte zu sich (frisch gepresst oder aus dem Reformhaus). Über den Tag verteilt, trinkt man 1–1,5 Liter mit Wasser verdünnten Saft und dazu täglich 2–3 Liter Wasser.

„Jeder kann zaubern, jeder kann seine Ziele erreichen, wenn er denken kann, wenn er warten kann, wenn er fasten kann."

Hermann Hesse

Dos und Don 'ts beim Fasten

Das Fasten wird jeweils begleitet von einer hohen Flüssigkeitsaufnahme (vor allem Wasser), Bewegung und einer Darmreinigung (z. B. Einlauf). Zu den Fastenkuren gehören Entlastungs- und Aufbautage, die den Körper an die Nahrungsumstellung gewöhnen. Während des Fastens sind Alkohol, Kaffee, Nikotin und Softgetränke tabu.

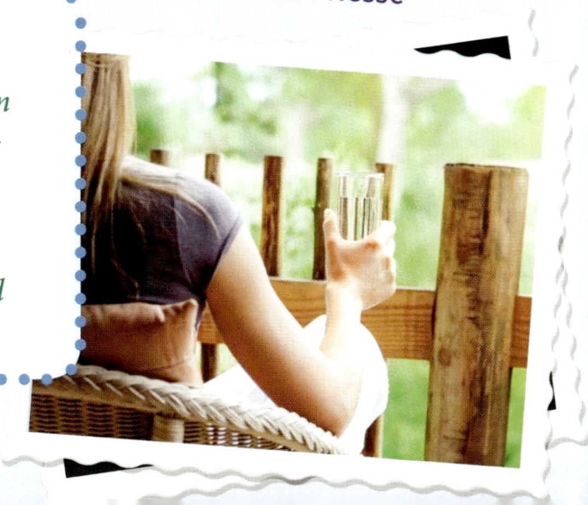

Woche 4

Montag ....

Dienstag ....

Mittwoch ....

Donnerstag ....

Freitag ....

Samstag ....

Sonntag ....

Resümee ....

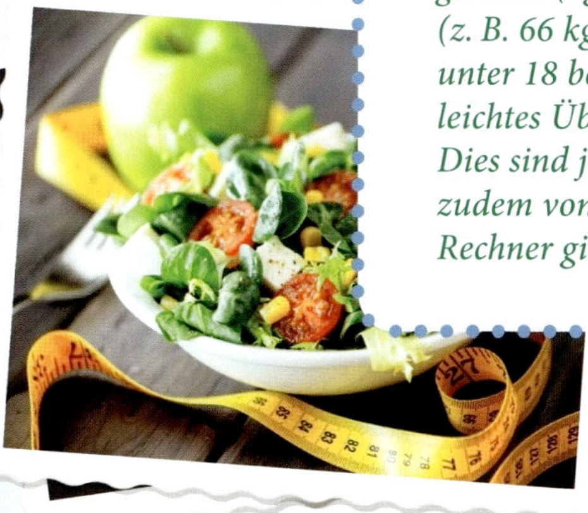

BMI bestimmen

Eine objektive Aussage über das Gewicht gibt der Body-Mass-Index (BMI). Dieser berechnet sich, indem man das Körpergewicht (kg) durch die Körpergröße (Meter) im Quadrat teilt (z. B. 66 kg : (1,68 m x 1,68 m) = ca. 23,38). Ein BMI-Wert unter 18 bedeutet Untergewicht, 18–25 Normalgewicht, 26–30 leichtes Übergewicht und über 30 deutliches Übergewicht. Dies sind jedoch vereinfachte Angaben, da die Interpretation zudem von Alter und Geschlecht abhängt. Detaillierte BMI-Rechner gibt es im Internet.

„Fange zu tun an, dann hast du auch die Kraft dazu."

Ralph Waldo Emerson

Diät-Check: Atkins-Diät

Bei der vom US-amerikanischen Kardiologen Dr. Robert Atkins entwickelten Diät ist so viel Fett und Eiweiß und Blattsalat erlaubt, wie man essen möchte (z. B. Fleisch, Fisch, Eier und Käse). Selten hingegen sollten Kohlenhydrate (z. B. aus Brot, Nudeln, Reis, Kartoffeln, Süßigkeiten, aber auch aus Obst und Gemüse) auf dem Speiseplan stehen. Fette sollten dabei zu 40 bis 45, Eiweiße zu rund 40 und Kohlenhydrate zu 15 bis 20 Prozent zur Gesamtkalorienzufuhr betragen.

Vor- und Nachteile: Die Diät ist leicht umzusetzen, da ein Kalorienzählen entfällt, und durch die in großen Mengen aufgenommenen Eiweiße auch sehr sättigend. Vor allem in den Anfangszeit verliert man hierbei schnell viel Gewicht. Da die Diät allerdings recht unausgewogen ist, müssen zusätzlich Nahrungsergänzungsmittel aufgenommen werden. Die Unterteilung in verbotene und erlaubte Lebensmittel kann außerdem zu Heißhungerattacken führen. Eine hohe Eiweißzufuhr belastet die Nieren, Fette können die Blutfettwerte hochtreiben und langfristig Herz-Kreislauf-Beschwerden verursachen und u. a. auch die Entstehung von Gicht und Diabetes wird begünstigt. Für eine langfristige Ernährungsumstellung ist die Diät nicht geeignet.

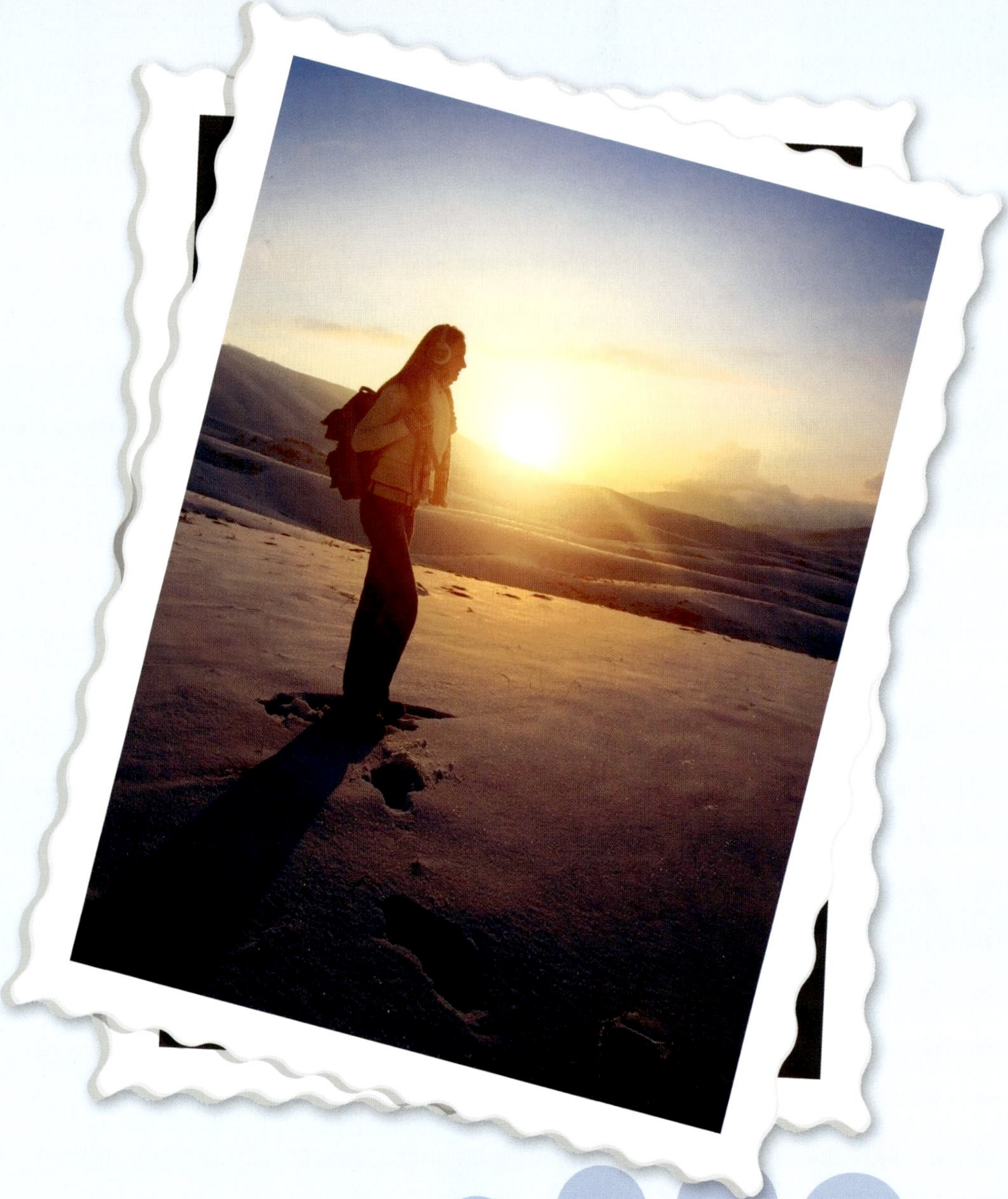

Februar

Meine persönlichen Februar-Werte:

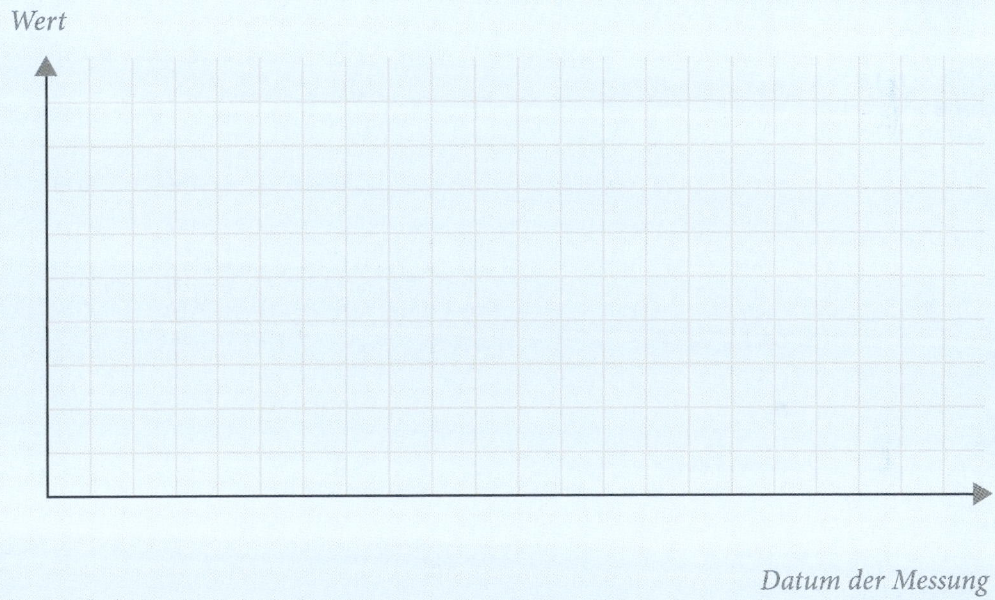

Woche 5

Montag

Dienstag

Mittwoch

Donnerstag

Freitag

Samstag

Sonntag

Resümee

„Der Anfang ist die Hälfte des Ganzen."

Aristoteles

Abnehmen mit Superfoods

Superfoods sind Lebensmittel, die einen hohen Gehalt an Vitaminen, Mineralstoffen und sekundären Pflanzenstoffen haben. Sie können beim Abnehmen helfen, Energie schenken sowie die Entgiftung unterstützen. Entscheidend für ist eine regelmäßige Einnahme über einen längeren Zeitraum hinweg:

- **Kokosprodukte:** Kokosnusswasser, Kokosöl etc. versorgen den Körper mit Energie, kurbeln den Stoffwechsel an, senken den Appetit und helfen damit beim Abnehmen.
- **Papaya:** Mit vielen Ballaststoffen und einen hohen Wasseranteil unterstützen Papayas die Verdauung und verhindern Verstopfungen. Außerdem wirken sie entsäuernd.
- **Zimt:** Er fördert den Stoffwechsel und stabilisiert den Blutzuckerspiegel und verhindert damit Heißhungerattacken. Da er im Körper wärmend wirkt, fördert er den Kalorienverbrauch.
- **Ingwer:** Die gesunde Wurzel fördert die Verdauung, den Stoffwechsel und das Sättigungsgefühl, verhindert Heißhungerattacken und steigert die Fettverbrennung.
- **Chili:** Durch die wärmeerzeugende Wirkung tragen Chilis und Chilipulver zur Fettverbrennung bei, fördern die Verdauung, erhöhen den Stoffwechsel und die Sättigung.

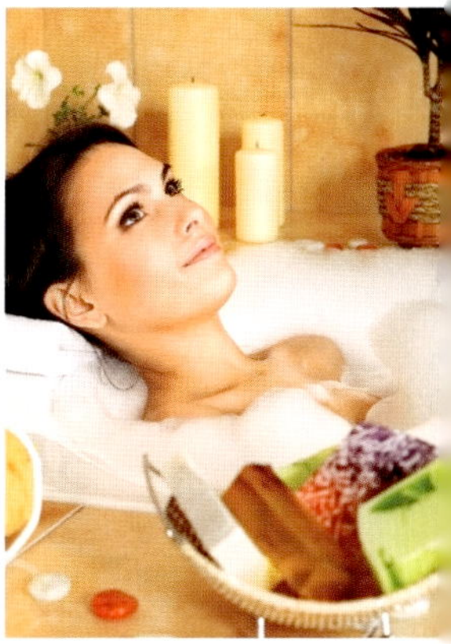

Basenbad gegen Übersäuerung

Das Basenbad unterstützt während des Abnehmens und Fastens die Entgiftung über die Haut. Auch Kopfschmerzen, Heißhunger, Migräne, Schlaflosigkeit, Schwindel- oder Schwächegefühl und Müdigkeit können dadurch reduziert werden. Geben Sie hierzu ca. 3 EL basisches Badesalz in höchstens 37 °C warmes Wasser. Baden Sie darin anfangs zwei- bis dreimal wöchentlich mindestens 30 Minuten und steigern Sie die Dauer allmählich bis zu mindestens einer Stunde. Danach nicht abreiben, sondern Haut an der Luft trocknen lassen bzw. sanft trocken tupfen.

Woche 6

Montag

Dienstag

Mittwoch

Donnerstag

Freitag

Samstag

Sonntag

Resümee

Skilanglauf – kräftigend und entspannend

Skilanglauf ist eine der wirkungsvollsten Ausdauersportarten und für jedes Alter geeignet. Beim Langlaufen werden alle großen Muskelgruppen trainiert, sowohl Arme und Beine als auch der Rumpf – und das bei einem hohen Energieverbrauch und einer geringen Gelenkbelastung. Der Wintersport ist außerdem entspannend. Der gleichbleibende Bewegungsrhythmus in stiller Winterlandschaft beruhigt die Nerven und macht den Kopf frei von Alltagslasten. Anfänger sollten die Ausrüstung ausleihen und einen Einsteigerkurs besuchen.

„Was immer du tun kannst oder träumst es zu können, fang damit an."

Johann Wolfgang von Goethe

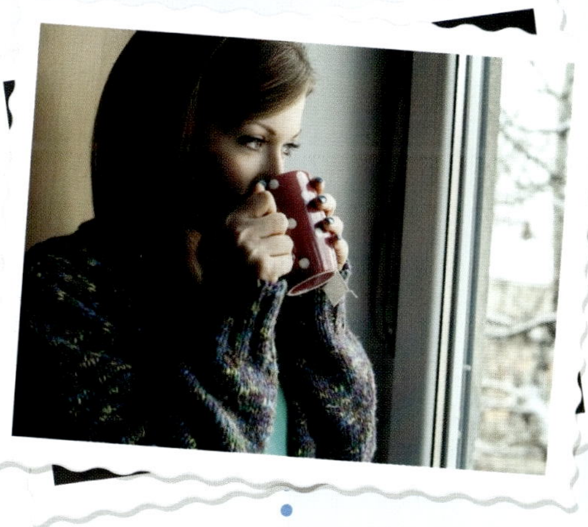

Frösteln beim Abnehmen

Vermehrtes Frösteln bei einer Diät ist darauf zurüchzuführen, dass die Stoffwechselabwärme durch die geringe Nahrungsaufnahme sehr gering ist. In diesem Fall nimmt man nicht oder nur sehr langsam ab. Neben Sofortmaßnahmen (warme Kleidung, Bäder, Getränke und Bewegung sowie scharfe Gewürze), bestehen langfristige Maßnahmen darin, wieder etwas mehr zu essen und sich dafür mehr zu bewegen. Setzen Sie sich zudem beim Abnehmen nicht unter Druck – auch Stress kann das Frieren verstärken und den Fettabbau verringern.

Woche 7

Montag ....

....

....

Dienstag ....

....

....

Mittwoch ....

....

....

Donnerstag ....

....

....

Freitag ....

....

....

Samstag ....

....

....

Sonntag ....

....

....

Resümee ....

....

....

....

....

....

Das persönliche Wohlfühlgewicht

Nicht die Waage sollte darüber entscheiden, ob Sie sich in Ihrem Körper wohlfühlen, sondern Sie selbst. Hungern Sie nicht stilisierten Idealbildern hinterher. Denn wer sich selbst täglich durch Nahrungsverzicht quält, um einem durch die Medien vorgegaukelten Idealtypus zu entsprechen, ist meist nicht nur schlecht gelaunt, sondern vor allem auch weniger leistungsfähig. Auf eines sollten Sie allerdings stets achten: Ihr Wohlfühlgewicht sollte den Bereich, in dem das persönliche Normalgewicht liegt, nicht deutlich überschreiten.

„Ein Mensch, der sich ernsthaft ein Ziel gesetzt hat, wird es auch erreichen."

Benjamin Disraeli

Ziele motivieren beim Abnehmen

Formulieren Sie Ihre Diätziele und Beweggründe daher schriftlich und so konkret wie möglich (z. B. „Bis zum Jahresende möchte ich fünf Kilo abnehmen, damit die Sommersachen wieder passen"). Setzen Sie sich realistische Ziele, die Sie gut erreichen können. Hängen Sie sich den Zettel mit Ihrer Zielvorstellung an einen Ort, an dem Sie ihn ständig sehen können, z. B. neben den Spiegel im Bad oder an den Kühlschrank. Verzweifeln Sie jedoch nicht, wenn Sie das Ziel nicht erreicht haben, sondern überlegen Sie, ob Sie in Zukunft etwas an Ihrem Verhalten oder am Ziel selbst ändern müssen.

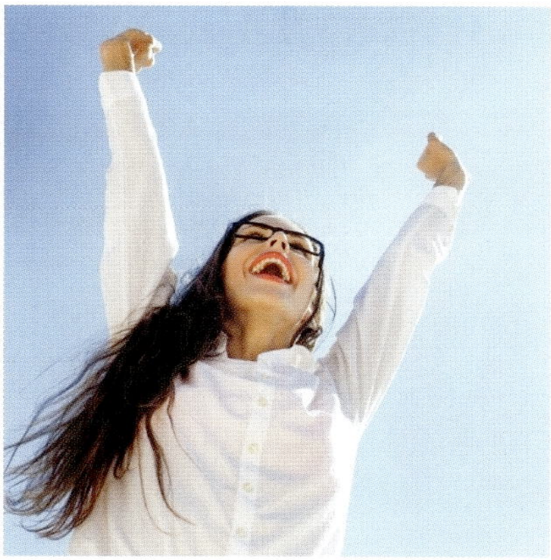

Woche 8

Montag ....

....

....

Dienstag ....

....

....

Mittwoch ....

....

....

Donnerstag ....

....

....

Freitag ....

....

....

Samstag ....

....

....

Sonntag ....

....

....

Resümee ....

....

....

....

....

....

„Ein jeder hat seine eigene Art, glücklich zu sein, und niemand darf verlangen, dass man es in der seinigen sein soll."

Heinrich von Kleist

Was ist die Waist-to-Hip-Ratio?

Einen Anhaltspunkt für gesundheitsgefährliches Bauchfett gibt der Waist-to-Hip-Ratio (WHR), der das Verhältnis vom Taillen- zum Hüftumfang angibt. Messen Sie die Taille in der Mitte zwischen unterem Rippenbogen und Becken sowie den Hüftumfang am größten Umfang des Gesäßes und teilen Sie Taillen- durch Hüftumfang. Bei Männern ist ein WHR-Wert von höchstens 0,9 erstrebenswert, bei Frauen von unter 0,8.

Diät-Check: Blutgruppen-Diät

Gemäß der Theorie des US-amerikanischen Naturheilkundlers Peter D'Adamo sollte sich die Ernährung eines Menschen an dessen Blutgruppe ausrichten. Demnach soll der Körper je nach Blutgruppe unterschiedlich auf bestimmte Nahrungseiweiße reagieren. Bei einer für die eigene Blutgruppe ungeeigneten Ernährung soll es dabei zu Übergewicht und Krankheiten kommen. So sollen Menschen der Blutgruppe 0 (steinzeitliche Jäger) z. B. auf Getreide, Milchprodukte und Hülsenfrüchte verzichten. Rotes Fleisch und Fisch, Obst und Gemüse sind hingegen geeignet. Blutgruppe A (Ackerbauern und Viehzüchter) sollte sich vorwiegend vegetarisch mit viel Getreide, Obst und Gemüse sowie selten Fisch ernähren. Menschen der Blutgruppe B (mongolische Steppennomaden) sollen hingegen Getreide und Hülsenfrüchte meiden und dafür Eier, grünes Gemüse, Lamm-, Wild- und Kaninchenfleisch essen. Träger der Blutgruppe AB (Mischtypen aus A und B) können sowohl Eier als auch Milch- und Getreideprodukte essen, sollten jedoch möglichst Schweinefleisch meiden.

Vor- und Nachteile: Die Blutgruppen-Diät fördert zwar die Beschäftigung mit der eigenen Ernährung, ist jedoch wissenschaftlich stark umstritten und nicht für alle Blutgruppentypen ausgewogen. Zudem ist die praktische Umsetzung (z. B. Mitkochen für andere, Restaurantbesuche, Zeitaufwand) schwierig.

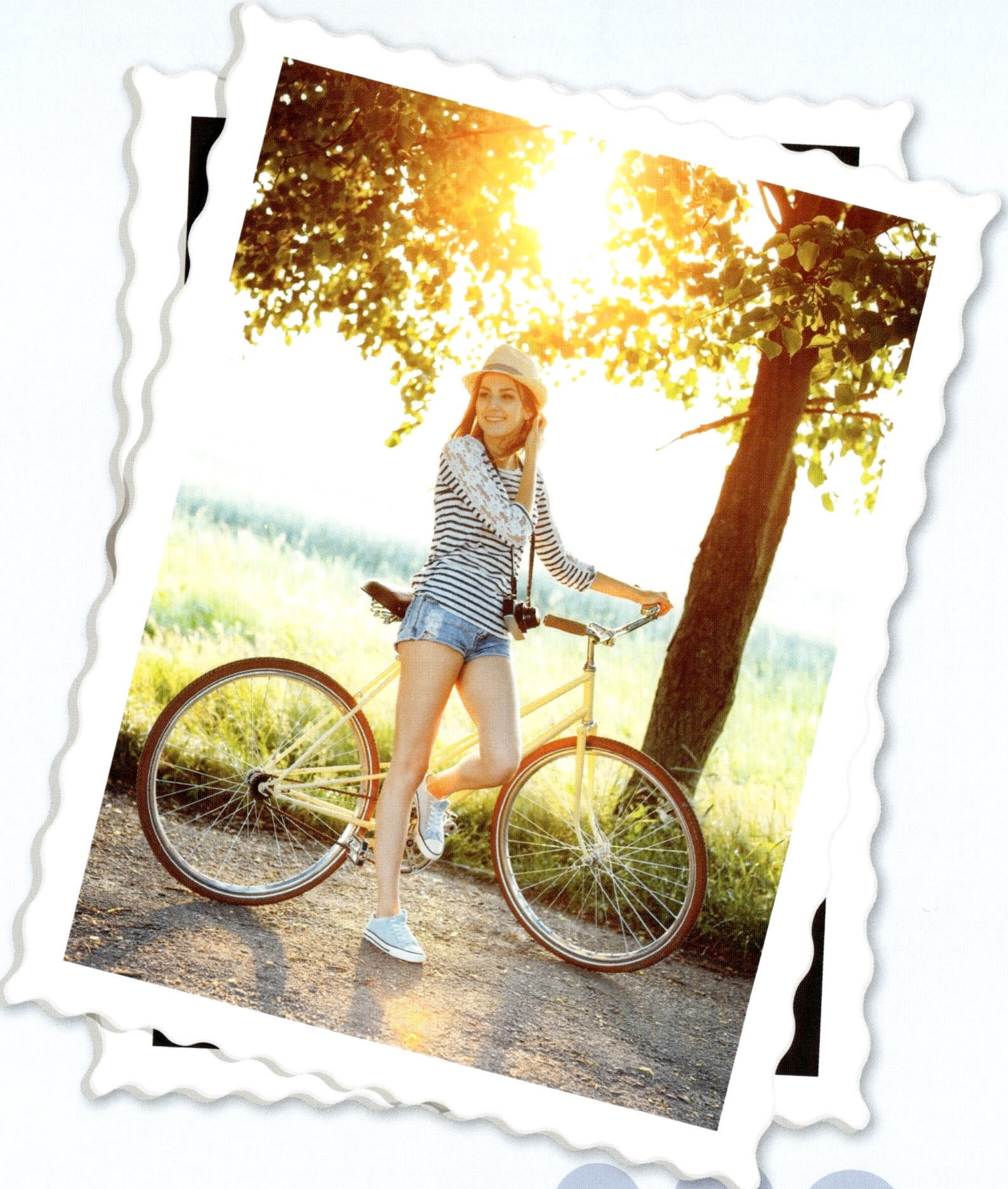

März

Meine persönlichen März-Werte:

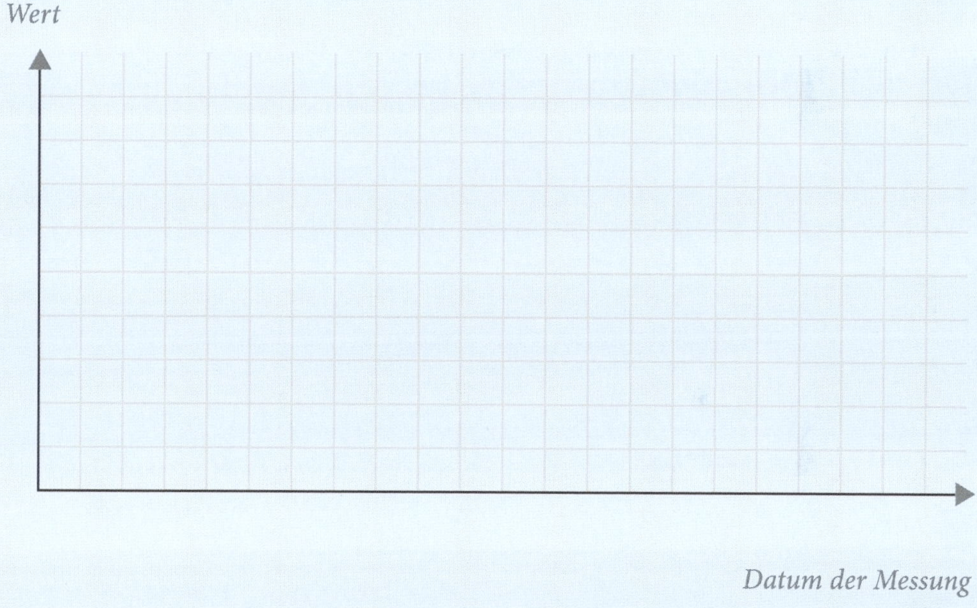

Woche 9

Montag

Dienstag

Mittwoch

Donnerstag

Freitag

Samstag

Sonntag

Resümee

Bewegung in den Alltag bringen

Wer konsequent Bewegung in den Alltag bringt, kann auch mit Kleinigkeiten beachtliche Erfolge erzielen. Setzen Sie sich beim Warten an der Bushaltestelle und im Bus nicht, sondern bleiben Sie stehen. Steigen Sie eine Haltestelle früher aus und gehen Sie den restlichen Weg zu Fuß und nutzen Sie die Treppe statt Aufzug oder Rolltreppe. Legen Sie z. B. erreichbare Strecken statt mit Auto oder öffentlichen Verkehrsmitteln zu Fuß oder mit dem Fahrrad zurück. Wenn Sie bei einem Körpergewicht von 70 kg täglich insgesamt 40 Minuten zur Arbeit und zurück radeln, verbrennen Sie in der Woche etwa 700–900 kcal zusätzlich. Was Sie damit in der Summe an Kalorien verbrauchen und für die Muskulatur tun, wird häufig unterschätzt.

„Die Welt gehört dem, der aufsteht."

Aus Arabien

Nach dem Sport: Dehnen

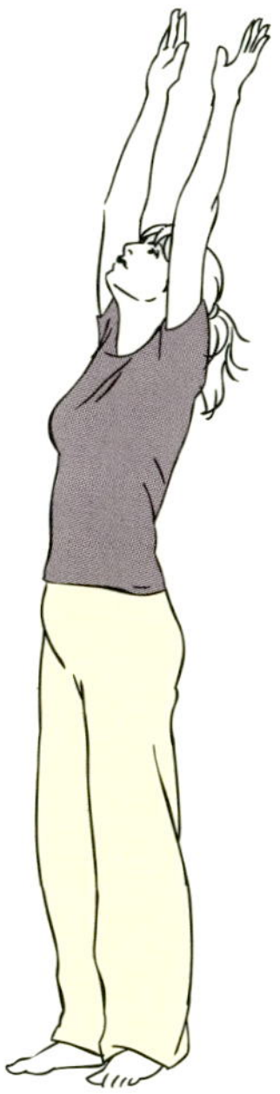

Eine Dehnübung, die Sie nach dem Sport durchführen können: Stellen Sie sich gerade hin, die Füße stehen parallel und sind schulterbreit geöffnet. Heben Sie die Arme über den Kopf und recken Sie, die Finger zum Himmel zeigend, den gesamten Körper. Gehen Sie dabei auf die Zehenspitzen und blicken Sie zu Ihren Händen. Anschließend wieder auf die Fußsohlen sinken, den Oberkörper mit gestreckten Armen nach vorne und dann nach unten beugen. Ziehen Sie sich mit den Händen an die Waden oder an Ihre Zehen. Spannung lösen, leicht in die Knie gehen und kurz locker aushängen. Zum Schluss richten Sie sich Wirbel für Wirbel auf und enden in der Ausgangsposition.

Woche 10

Montag……………………………………………

Dienstag……………………………………………

Mittwoch……………………………………………

Donnerstag……………………………………………

Freitag……………………………………………

Samstag……………………………………………

Sonntag……………………………………………

Resümee……………………………………………

Vorsicht bei Fruchtzucker!

Alte Ernährungspyramiden wie z. B. die über 20-jährige Ernährungspyramide der DGE empfehlen nur wenige Fette und dafür mehr Kohlenhydrate aus Getreide, Obst und Gemüse. Inzwischen weiß man, dass Übergewicht in der Regel vielmehr auf Zucker als auf Fett zurückgeht. Insbesondere der hohe Fruchtzuckergehalt in vielen Obstsorten wird dabei nun kritischer betrachtet. Daher empfehlen neuere Ernährungspyramiden mehr Gemüse als Obst und Getreide. Aus dem gleichen Grund sollte man Honig und Süßungsmittel wie Dicksäfte und Sirups durch Zuckeralternativen wie Kokoszucker oder Stevia ersetzen. Nicht empfehlenswert ist eine fettarme Ernährung, da dem Körper damit wichtige Nährstoffe fehlen. Stattdessen sollte man gute Fette wie in Nüssen, Oliven- oder Speiseleinöl zu sich nehmen. Auch Schokolade ist erlaubt, allerdings solche mit einem Kakaoanteil von mindestens 70 Prozent.

Trinken, bevor der Hunger kommt

Nicht nur vor dem Essen ist ein Glas Wasser ein bewährter Trick, um weniger kräftig zuzuschlagen. Auch wer aus Langeweile oder Frust isst, kann mit einem Glas Wasser oder einer Tasse ungesüßtem Tee für eine Ersatzbefriedigung sorgen. Dies gilt auch für Hungergefühle. Denn manchmal verwechselt der Körper einfach nur Durst mit Hunger! Außerdem bringt Wasser den Stoffwechsel in Schwung und hilft dabei, bei der Diät vermehrt anfallende Abbauprodukte auszuschwemmen.

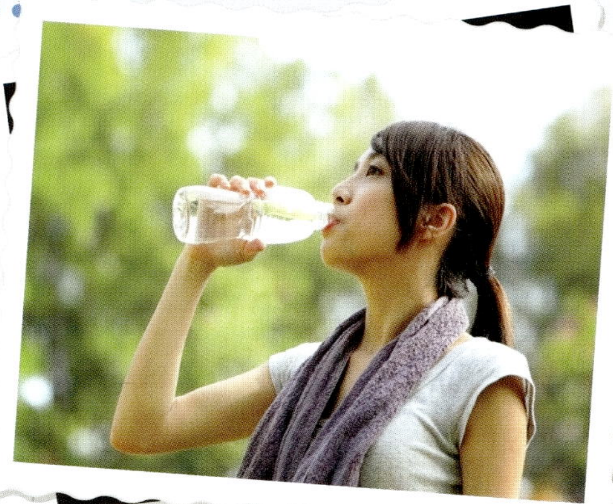

„Leben ist Bewegung und ohne Bewegung findet Leben nicht statt."

Moshe Feldenkrais

Woche 11

Montag ....

....

....

Dienstag ....

....

....

Mittwoch ....

....

....

Donnerstag ....

....

....

Freitag ....

....

....

Samstag ....

....

....

Sonntag ....

....

....

Resümee ....

....

....

....

....

....

Diät-Check: Dukan-Diät

Die vom französischen Mediziner Dr. Pierre Dukan entwickelte Diät ist eine Eiweißdiät mit wenigen Kalorien sowie kaum Kohlenhydraten und Fett. Fehlende Ballaststoffe aus Obst und Gemüse werden dabei die ganze Diät hindurch durch Haferkleie-Rationen ausgeglichen. Die Diät ist in vier Phasen gegliedert. In der Attack-Phase (1–10 Tage) nimmt man nur eiweißreiche, extrem fettarme Nahrung aus einer Liste von 70 Lebensmitteln (z. B. mageres Fleisch, fettarme Milchprodukte) zu sich, so viel und so oft man will. In der Cruising-Phase (bis zum Zielgewicht) wechselt man zwischen Eiweiß- und Gemüsephasen. Erlaubt sind jedoch nur bestimmte Gemüsesorten. In der Consolidation-Phase (10 Tage pro abgenommenem Kilo) ist die Proteinnahrung der ersten Phase, Gemüse und eine Portion Obst täglich erlaubt. Dazu kommen zwei Scheiben Vollkornbrot und einige kohlenhydrathaltige Mahlzeiten. Einmal wöchentlich muss die strikte Eiweißkost der ersten Phase eingehalten werden, dafür sind zwei Genussmahlzeiten pro Woche erlaubt. In der Stabilisations-Phase (langfristig) hält man einen Tag wöchentlich die Ernährung der ersten Phase ein.

Vor- und Nachteile: Die Dukan-Diät bringt schnelle Abnehmerfolge, ist jedoch sehr fleischlastig und unausgewogen, da hier Vitamine fehlen. Zu viele Proteine können außerdem die Nieren belasten. Auch bestehende Gichterkrankungen können sich dabei verschlimmern.

„Die besten Ärzte der Welt sind:
Dr. Diät, Dr. Ruhe und Dr. Fröhlichkeit“

Jonathan Swift

Anti-Abnehmstress-Quark

Reich an Proteinen, gut für Herz und Gefäße sowie gegen Stress ist folgender leckerer Quark: Rösten Sie 40 g Kürbiskerne ohne Fett in der Pfanne, lassen Sie sie abkühlen und hacken Sie sie klein. Schälen und hacken Sie eine Knoblauchzehe klein, waschen Sie einen halben Bund Schnittlauch, schütteln Sie ihn trocken und schneiden Sie ihn in kleine Röllchen. Geben Sie alles in eine Schüssel, vermischen Sie das Ganze mit 200 g Magerquark und verrühren sie die Mischung mit 1 EL Kürbiskernöl. Mit Salz und Pfeffer abschmecken und zu Vollkornbrot, Kartoffeln oder Gemüsesticks servieren.

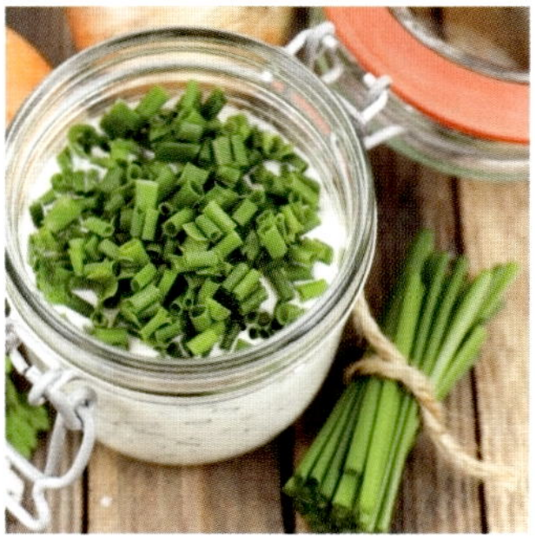

Woche 12

Montag ....

....

....

Dienstag ....

....

....

Mittwoch ....

....

....

Donnerstag ....

....

....

Freitag ....

....

....

Samstag ....

....

....

Sonntag ....

....

....

Resümee ....

....

....

....

....

....

Bauchstraffer-Übung

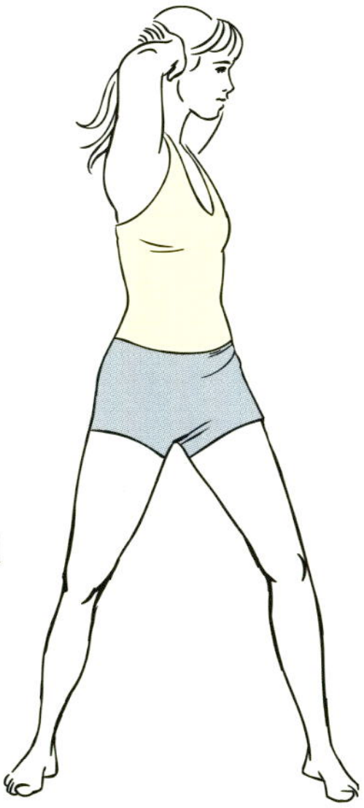

Diese Übung stärkt die Bauchmuskulatur und entspannt den Rücken: Stellen Sie sich hin, die Füße stehen hüftbreit auseinander, die Fußspitzen zeigen leicht nach außen, die Knie sind leicht gebeugt. Strecken Sie die Arme zur Seite und legen Sie die Hände locker auf die Schultern. Strecken Sie den Rücken, indem Sie das Steißbein leicht in Richtung Boden ziehen. Drehen Sie sich dann in der Taille und schauen Sie über die linke Schulter. 15-mal wiederholen. Dann ist die rechte Seite an der Reihe. Auch hier 15-mal wiederholen.

„Ein Mensch, der Berge versetzt, beginnt damit, indem er kleine Steine abträgt."

William Faulkner

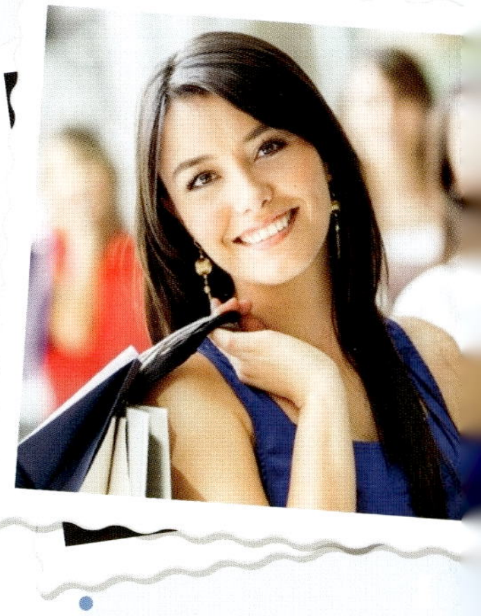

Abnehmerfolge belohnen!

Am Anfang ist die Begeisterung beim Abnehmen noch groß, doch mit der Zeit schleichen sich auch hier Routine und Langeweile ein. Damit Sie am Ball bleiben, müssen Sie sich immer wieder selbst motivieren. Das können Sie tun, indem Sie sich eine kleine Belohnung gönnen, wenn Sie einen wichtigen Meilenstein erreicht haben, z. B. fünf Kilo abgenommen haben. Schenken Sie sich eine CD oder auch das Top, für das Sie nun endlich die passende Figur haben. Und vor allem: Werden Sie nicht ungeduldig! Ihre Bikini-Figur kommt nicht über Nacht, doch wenn Sie dranbleiben, werden Sie bald Fortschritte feststellen.

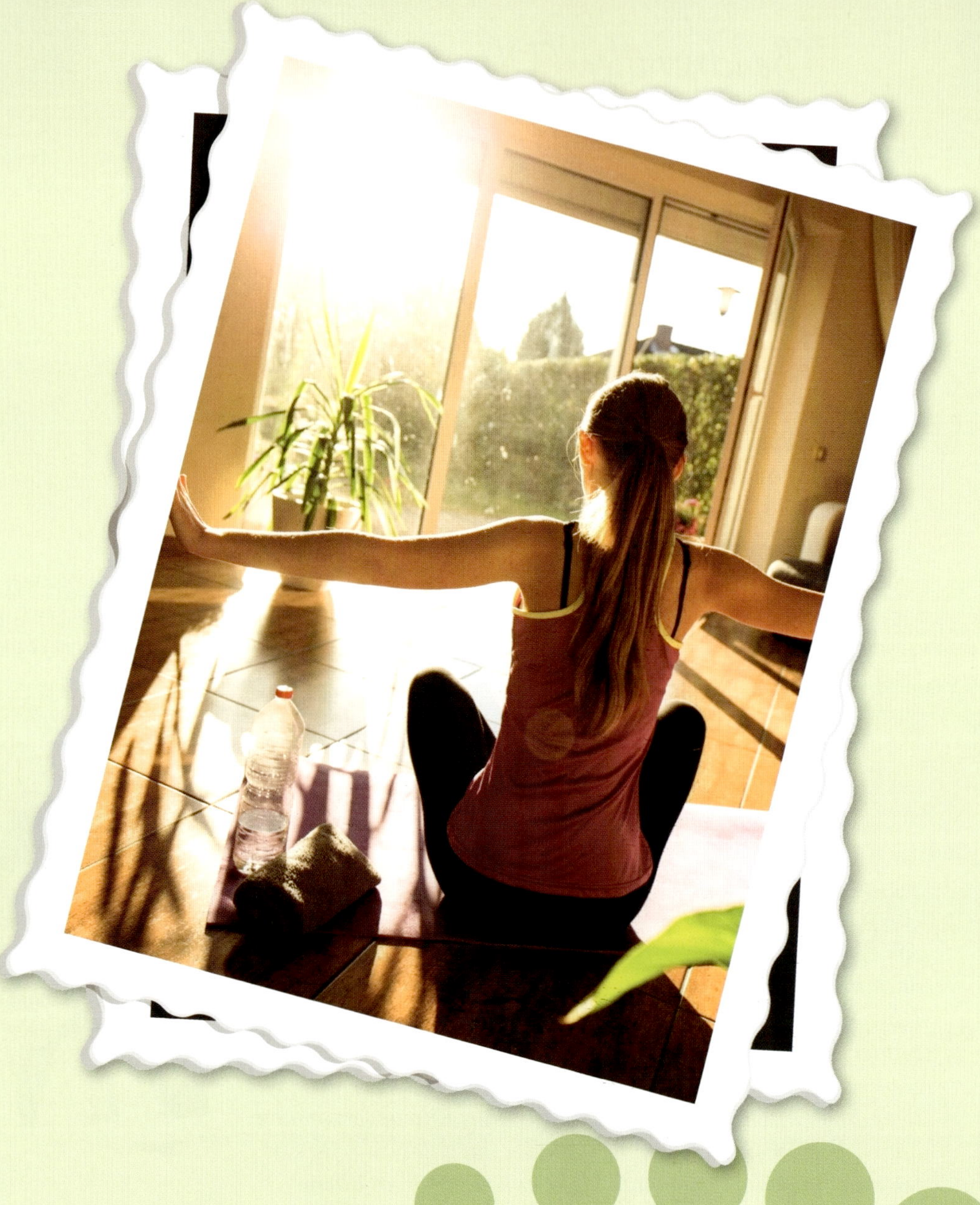

April

Meine persönlichen April-Werte:

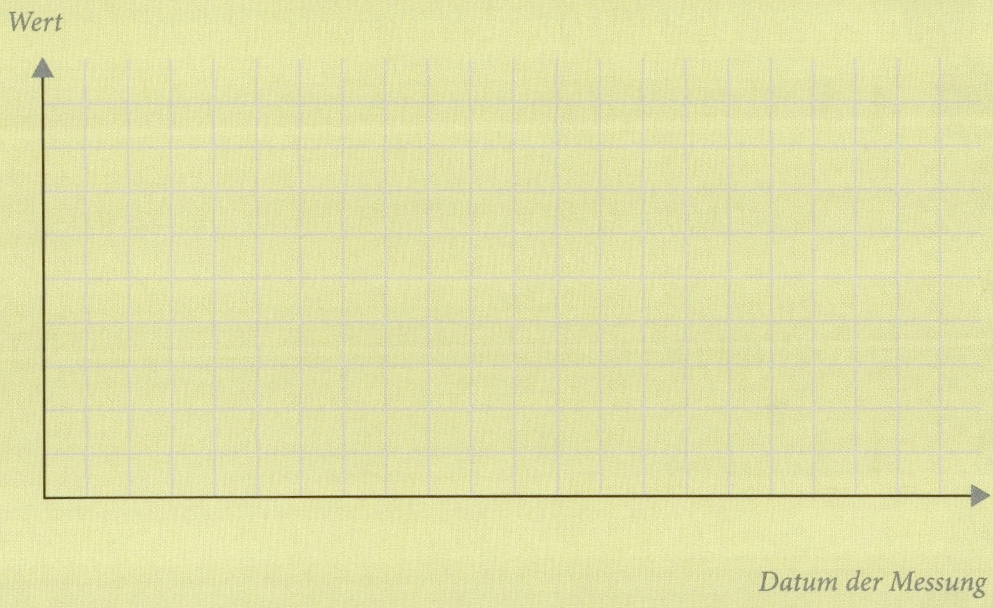

Woche 13

Montag……………………………………………

……………………………………………………

……………………………………………………

Dienstag……………………………………………

……………………………………………………

……………………………………………………

Mittwoch……………………………………………

……………………………………………………

……………………………………………………

Donnerstag…………………………………………

……………………………………………………

……………………………………………………

Freitag……………………………………………

……………………………………………………

……………………………………………………

Samstag……………………………………………

……………………………………………………

……………………………………………………

Sonntag……………………………………………

……………………………………………………

……………………………………………………

Resümee……………………………………………

……………………………………………………

……………………………………………………

……………………………………………………

……………………………………………………

……………………………………………………

Fit mit Aerobic

Fitnesskurse, die sich grob unter dem Überbegriff Aerobic zusammenfassen lassen, sind z. B. Step-Aerobic, Fatburner oder Low Impact. Abwechslungsreiche Übungen und motivierende Musik zeichnen diese besonders aus. Es werden gleichzeitig alle Muskeln angesprochen. Sie können in der Gruppe oder zu Hause per DVD-Anleitung trainieren und müssen außer Sportkleidung und Turnschuhen gegebenenfalls nur die Kursgebühr zahlen.

Entgiftender Smoothie

Entgiften Sie doch einmal mit einem leckeren Smoothie: Für vier kleine Gläser mischen Sie 1/2 Tasse Kokoswasser, 1 1/2 Tassen Sojamilch, 2 Tassen frische Ananasstückchen und 2 EL Kokosraspel im Mixer miteinander.

„Niemand weiß, was er kann, bis er es probiert hat."

Publilius Syrus

Gut gelaunt während der Diät

Lassen Sie bei trübem Aprilwetter und Diät-Durchhängern ruhig einmal Farben sprechen! Gelb beispielsweise ist die Farbe der Sonne, des Lebens und des Sommers. Es weckt die gute Laune und sorgt für heitere Stimmung. Wenn der Tag so richtig grau ist und Sie überhaupt nicht in Stimmung kommen wollen, dann setzen Sie doch einfach eine Sonnenbrille mit gelb getönten Gläsern auf. Sie werden erstaunt sein, wie dieser einfache Trick Ihre Laune heben kann!

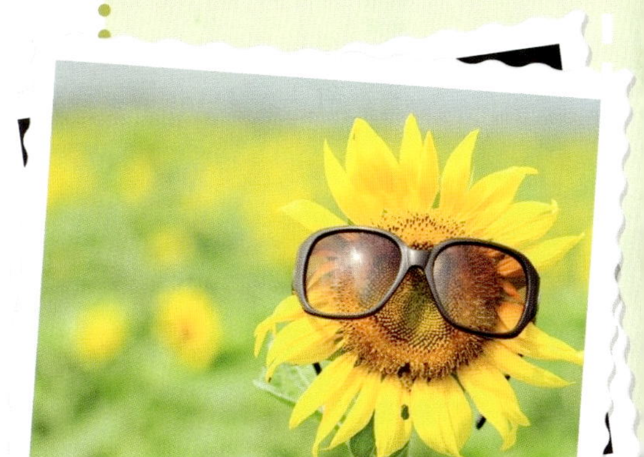

Woche 14

Montag……………………………………………………
……………………………………………………………
……………………………………………………………
Dienstag…………………………………………………
……………………………………………………………
……………………………………………………………
Mittwoch…………………………………………………
……………………………………………………………
……………………………………………………………
Donnerstag………………………………………………
……………………………………………………………
……………………………………………………………
Freitag……………………………………………………
……………………………………………………………
……………………………………………………………
Samstag…………………………………………………
……………………………………………………………
……………………………………………………………
Sonntag…………………………………………………
……………………………………………………………
……………………………………………………………

Resümee…………………………………………………
……………………………………………………………
……………………………………………………………
……………………………………………………………
……………………………………………………………
……………………………………………………………

„Suche die kleinen Dinge, die dem Leben Freude geben."

Konfuzius

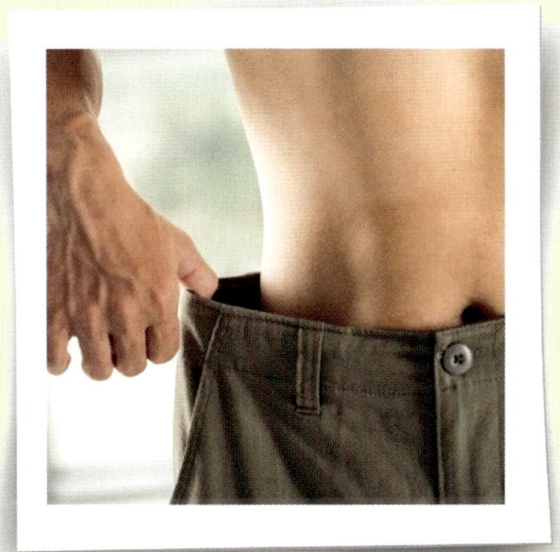

Nur einmal die Woche wiegen

Abnehmen benötigt Zeit und das Gewicht kann von Tag zu Tag schwanken. Sind es dann doch einmal einige Gramm mehr auf der Waage, steigt auch die Frustration. Besser ist es, sich nur einmal wöchentlich zu wiegen – immer zur selben Zeit, z. B. Sonntagmorgen vor dem Frühstück. Tragen Sie Ihr Gewicht in eine Tabelle ein und hängen Sie sie an den Kühlschrank. So können Sie Fortschritte erkennen und sich motivieren.

Schüßler-Salze zum Abnehmen

Beim Abnehmen können Ihnen Schüßler-Salze helfen. So regt z. B. Ferrum phosphoricum (Nr. 3) den Stoffwechsel an und fördert den Abbau von Giftstoffen, Kalium phosphoricum (Nr. 5) bringt die Verdauung in Schwung und wirkt entgiftend, entsäuernd und fettverbrennungsfördernd auch Natrium phosphoricum (Nr. 9). Natrium sulfuricum (Nr. 10) lindert Heißhunger und baut Übergewicht ab und Magnesium phosphoricum (Nr. 7) hilft bei der Entwöhnung von Ernährungsfehlern. Erwachsene und Kinder über 12 Jahren nehmen drei- bis sechsmal täglich eine bis zwei Tabletten.

Woche 15

Montag

Dienstag

Mittwoch

Donnerstag

Freitag

Samstag

Sonntag

Resümee

Zähneputzen bei Heißhungerattacken

Greifen Sie doch das nächste Mal, wenn Sie der Heißhunger überkommt, nicht zu einem ungesunden Snack oder Süßigkeiten, sondern zur Zahnbürste! Der frische Minzgeschmack von Zahnpasta oder Mundwasser vertreibt sofort die Lust auf ungesunde Knabbereien oder Süßes.

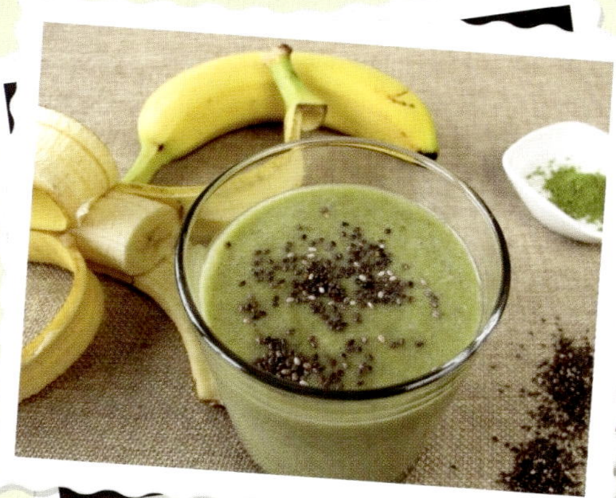

Matcha-Bananen-Fitness-Shake

Dieser Shake schenkt bei Durchhängern schnelle Energie: Für 2 ½ große Gläser 1/2 l Sojamilch, 1/2 EL Chiasamen, 3 Datteln, 2 Bananen und 2 Matchasticks (je 1 g) mit 1 EL Agavendicksaft und einem Spritzer Zitronensaft im Mixer pürieren.

Schlafen gegen Frühjahrsmüdigkeit und Übergewicht

Wenn Sie sich im Frühling oft schlapp fühlen, kann Schlafmangel der Grund sein. Viele Menschen wachen morgens automatisch früher auf, wenn es draußen wieder früher hell wird. Es entwickelt sich nach und nach ein Schlafdefizit. Studien weisen zudem darauf hin, dass eine zu kurze Schlafdauer das Übergewichtsrisiko erhöhen kann. Achten Sie also darauf, täglich mindestens sieben bis acht Stunden zu schlafen.

„Wenn man die Ruhe nicht in sich selbst findet, ist es umsonst, sie anderswo zu suchen."

Francois de La Rochefoucauld

Woche 16

Montag ....

....

....

Dienstag ....

....

....

Mittwoch ....

....

....

Donnerstag ....

....

....

Freitag ....

....

....

Samstag ....

....

....

Sonntag ....

....

....

Resümee ....

....

....

....

....

....

Diät-Check: Glyx-Diät

Der glykämische Index ist die Maßzahl für die Wirkung eines Lebensmittels auf den Blutzuckerspiegel. Hat ein Lebensmittel einen niedrigen GI, ist es sättigend und lässt den Blutzuckerspiegel nicht so rasch in die Höhe schnellen wie ein Lebensmittel mit einem hohen GI. Lebensmittel mit einem hohen GI begünstigen daher den Aufbau von Fettpölsterchen und verhindern den Abbau von Fettreserven. Darauf baut die von der Ökotrophologin Marion Grillparzer entwickelte Glyx-Diät auf. Man isst vermehrt Lebensmittel mit einem niedrigen GI wie Gemüse, Obst und Vollkornprodukte und meidet solche mit einem hohen GI wie Süßigkeiten, Nudeln, Weißbrot, Kartoffeln und geschälten Reis. Die Diät beginnt mit drei entschlackenden Suppentagen, darauf baut eine Fatburner-Glyx-Woche sowie ein 20-tägiges Baukastensystem auf.

Vor- und Nachteile: Die Diät liefert reichlich Obst und Gemüse, ist sättigend und beinhaltet ein Sport- und Anti-Stress-Programm. Experten halten die Nährstoffrelationen dennoch nicht für ausgewogen und die Diät nicht als langfristiges Ernährungsmodell geeignet. Zudem ist die Nährstoffzufuhr in den ersten Tagen sehr gering. Außerdem ist die Methode etwas komplizierter, da der GI jeweils nachgeschlagen werden muss. Auch die Aussagekraft des GI wird diskutiert, da hier auch Zubereitung, Lebensmittel und der individuelle Stoffwechsel eine Rolle spielen.

Kalorienarmer Snack: Dinkelcreme und Sprossentoast

Für diesen gesunden Snack brauchen Sie 200 g Dinkelflocken, 1 TL Honig, 100 g rote Beeren (frisch oder tiefgekühlt), 10 Walnüsse, 2 Scheiben Vollkornbrot, Curry-Creme (aus dem Bioladen) und 4 EL Sprossen-Mix. Kochen Sie 1/2 Tasse Wasser auf und geben Sie die Dinkelflocken dazu. 1 Minute aufkochen, dann Honig, Beeren und Walnüsse zugeben. Kurz quellen lassen. Brot toasten, mit der Curry-Creme bestreichen und frische Sprossen darübergeben.

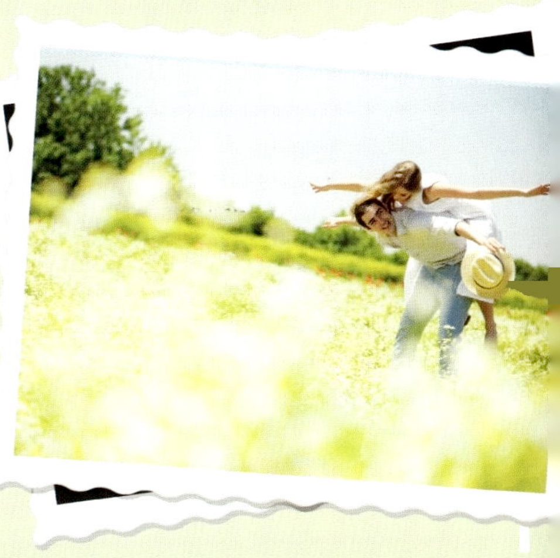

„Gesundheit und Fröhlichkeit erzeugen sich gegenseitig."

Joseph Addison

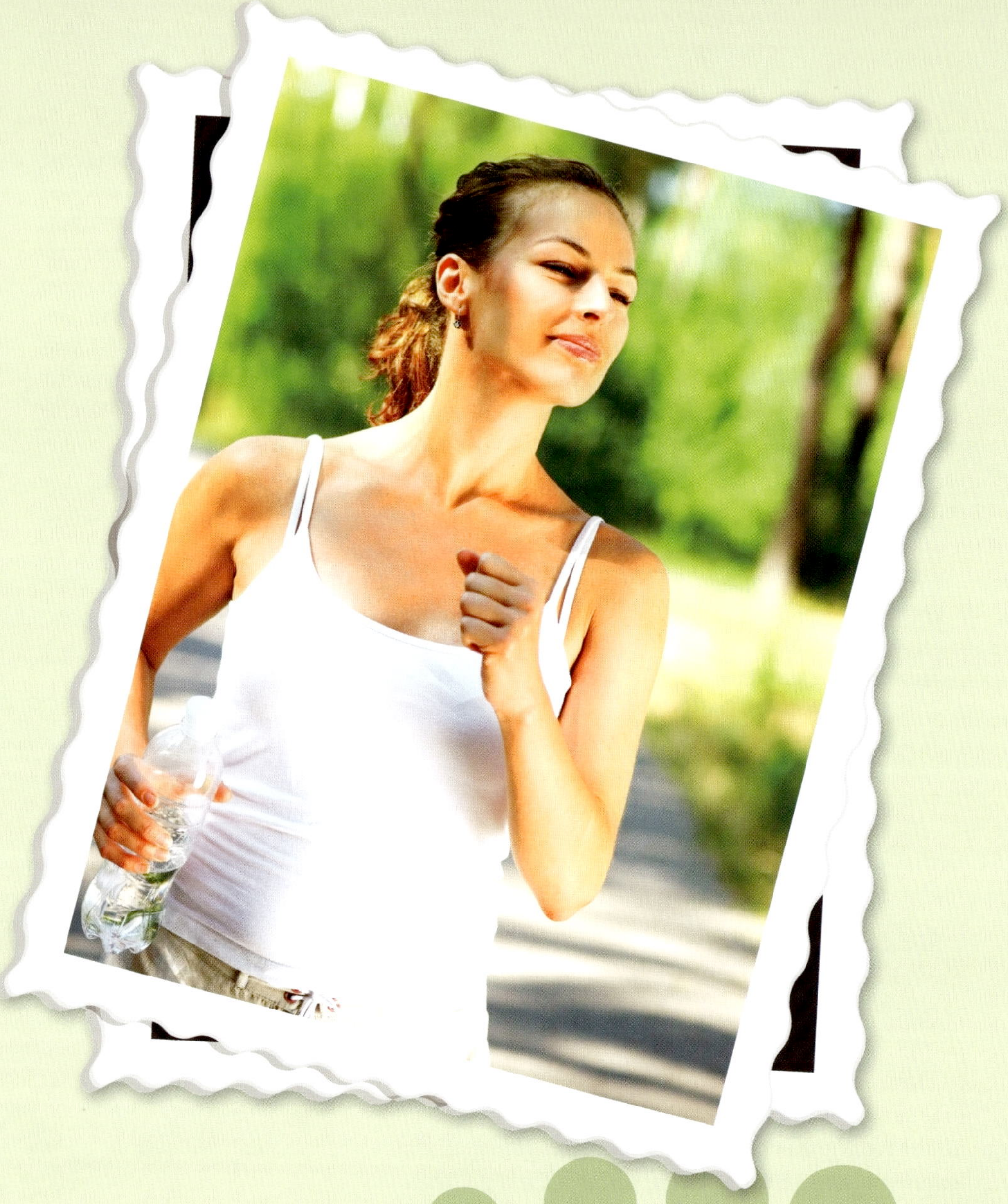

Mai

Meine persönlichen Mai-Werte:

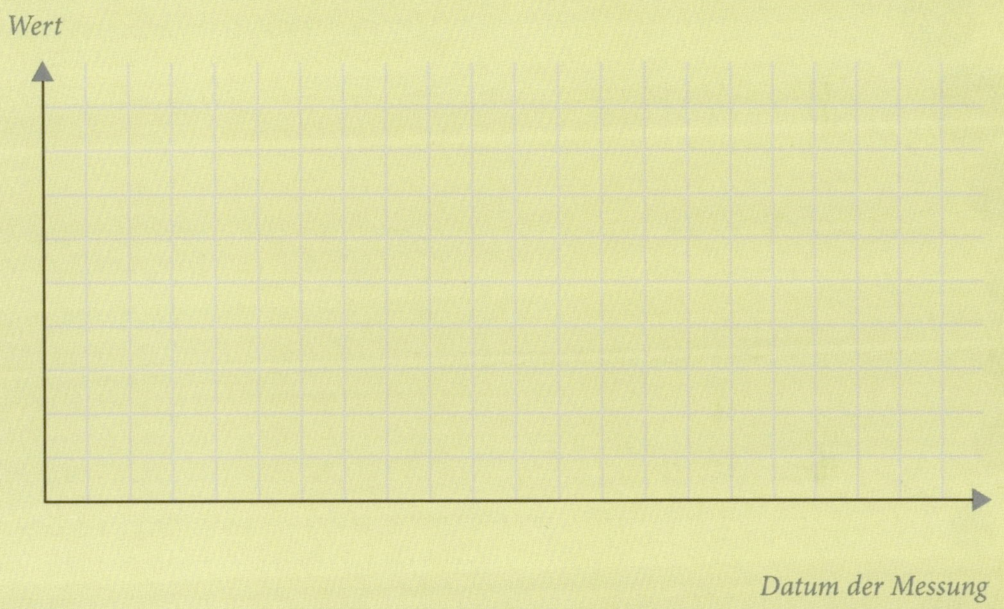

Woche 17

Montag..

....

....

Dienstag......................................

....

....

Mittwoch......................................

....

....

Donnerstag....................................

....

....

Freitag.......................................

....

....

Samstag.......................................

....

....

Sonntag.......................................

....

....

Resümee.......................................

....

....

....

....

....

Straffende Massagen gegen Cellulite

Durchblutungs- und lymphflussfördernd bei Cellulite wirken Massagen wie Bürstenmassagen (fünf Minuten täglich in kreisenden Bewegungen von unten nach oben erst Beine und Arme, dann den restlichen Körper mit einer Körperbürste massieren), Behandlungen mit einem Celluliteroller oder einem Sisalhandschuh oder Wasserstrahlmassagen unter der Dusche. Zupfmassagen sind besonders tiefenwirksam: Einfach die Haut an den betroffenen Körperstellen Zentimeter für Zentimeter zwischen Zeigefinger und Daumen leicht zusammenkneifen und nach oben ziehen.

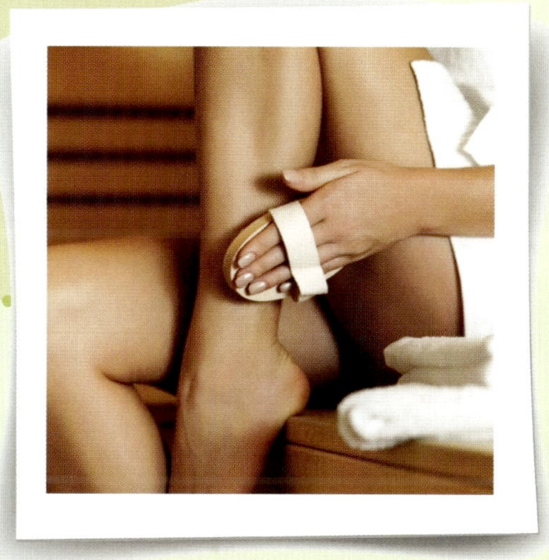

„Was du mit guter Laune tust, fällt dir nicht schwer."

Ungarische Weisheit

Mit positiven Bildern zu mehr Bewegung

Vieles, was uns mühsam erscheint, ist eigentlich nur deshalb schwer, weil wir falsche Vorstellungen damit verbinden. Sie haben sich vorgenommen, zweimal die Woche morgens durch den Wald zu laufen? Wenn in der Frühe der Wecker klingelt und Sie sofort daran denken, dass es eigentlich unter der Bettdecke sehr viel kuscheliger ist, fällt das Aufstehen natürlich schwer. Überwinden Sie Ihre Unlust mit positiven Bildern. Stellen Sie sich vor, wie schön es ist, die zwitschernden Vögel zu hören und wie wohl Sie sich hinterher fühlen werden!

Woche 18

Montag

Dienstag

Mittwoch

Donnerstag

Freitag

Samstag

Sonntag

Resümee

Übung für einen wohlgeformten Bauch

Legen Sie sich auf den Rücken, die Arme liegen gestreckt neben dem Körper, die Fußsohlen sind aufgestellt, sodass Ober- und Unterschenkel einen rechten Winkel bilden. Heben Sie beim Ausatmen beide Beine an und führen Sie die Knie in Richtung Brust. Umfassen Sie ein Bein unterhalb des Knies mit beiden Händen und ziehen Sie es zur Brust. Das zweite Bein strecken Sie mit gestrecktem Fuß in einem Winkel von 45 Grad nach oben. Kopf und Schultern ziehen Sie beim Einatmen in Richtung Knie. Pro Bein fünf- bis sechsmal wiederholen. Diese Übung kräftig Ihre Bauchmuskulatur.

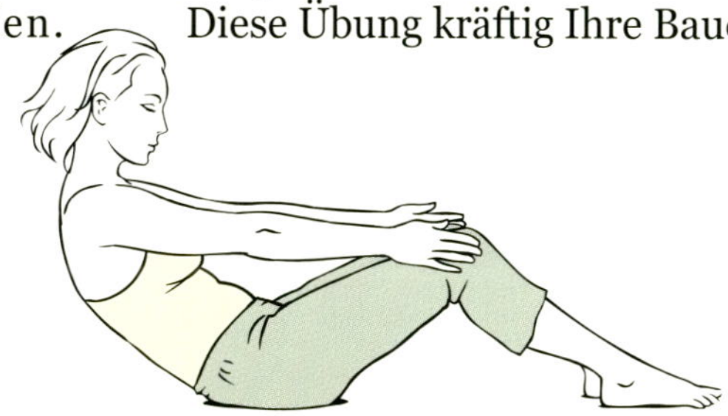

„Nur ein mittelmäßiger Mensch ist immer in Hochform."

William Sommerset Maugham

Hilfe bei Müdigkeit während der Diät

Überkommt Sie während der Diät häufig die Müdigkeit? Sorgen Sie für ausreichend Schlaf. Idealerweise halten Sie in der Mittagspause ein Nickerchen (10 bis 30 Minuten). Ist das sogenannte Power Napping nicht möglich, helfen Entspannungs- und Atemübungen. Trinken Sie viel. Tees aus Boxhornklee oder Hagebutte machen wieder munter. Wird die Müdigkeit dauerhaft, sollte man einen Arzt zurate ziehen und z. B. seine Blutwerte prüfen lassen.

Woche 19

Montag ....
....
....
Dienstag ....
....
....
Mittwoch ....
....
....
Donnerstag ....
....
....
Freitag ....
....
....
Samstag ....
....
....
Sonntag ....
....
....

Resümee ....
....
....
....
....
....

Mit Diätrückfällen richtig umgehen

Rückfälle in alte Gewohnheiten sind völlig normal. Ziehen Sie daraus keinesfalls den Schluss, mit der Diät bzw. Ernährungsumstellung oder dem Sport aufzuhören, weil Sie es ja doch nicht schaffen. Wenn es am Mittwochabend, Ihrem Fitness-Abend, nicht geklappt hat, gehen Sie eben am Donnerstag oder Freitag zum Training. Gleiches gilt für den Appetit auf Süßes oder den regelmäßigen Stressabbau durch Auszeiten. Auch eine stagnierende Gewichtsabnahme ist völlig normal. Kalkulieren Sie Rückschläge von Anfang an ein, damit Sie später nicht frustriert sind.

„Unsere größte Schwäche liegt im Aufgeben. Der sicherste Weg zum Erfolg ist immer, es noch einmal zu versuchen."

Thomas Alva Edison

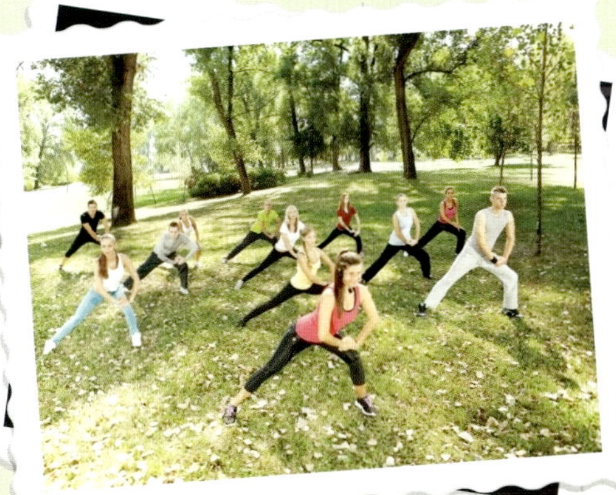

Sport am Morgen: am besten Ausdauertraining

Für Ausdauertraining sind die Morgenstunden am besten geeignet, da der Körper dann noch von seiner nächtlichen Fettverbrennungsphase profitiert. Trainieren Sie am besten noch vor dem Frühstück, denn dann ist der Blutzuckerspiegel noch niedrig und der Körper holt sich seine Energie aus den Fettpölsterchen. Weitere gute Zeiten für Ausdauertraining sind der Nachmittag und die frühen Abendstunden – dann ist der Körper besonders leistungsbereit.

Woche 20

Montag..
....
....
Dienstag..
....
....
Mittwoch..
....
....
Donnerstag..
....
....
Freitag...
....
....
Samstag...
....
....
Sonntag...
....
....

Resümee...
....
....
....
....
....

Beim Laufen Kalorien verbrauchen

Laufen ist preiswert und überall möglich und hat von allen Ausdauersportarten den höchsten Kalorienverbrauch. Nicht nur die Beinmuskeln werden beansprucht, sondern 70 % der gesamten Muskulatur. Wichtig ist ein guter Laufschuh (Fachhandel). Als Anfänger sollten Sie sich schrittweise und langsam der noch ungewohnten Laufbelastung nähern. Laufen Sie zunächst langsam los. Nach ein paar Hundert Metern gehen Sie ein Stück. Sobald Sie sich erholt haben, laufen Sie wieder ein Stück. Über Wochen werden Sie immer kürzere Gehpausen benötigen und größere Teilstrecken sicherer laufen können. Am effektivsten ist ein Training dreimal in der Woche über 30 bis 60 Minuten.

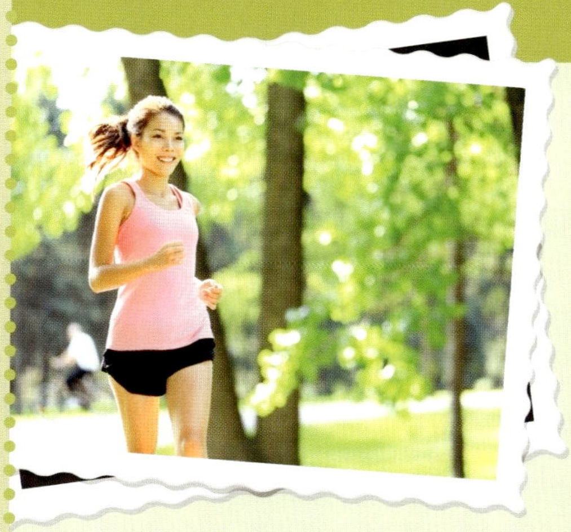

Beim Abnehmen den Kreislauf mobiliseren

Bei einer starken Kalorienreduktion sackt der Kreislauf oft ab. Daher empfiehlt es sich, die Kalorienzufuhr nur moderat einzuschränken. Kurzfristig hilft diese Übung, die den Kreislauf sanft anregt und die Muskeln mobilisiert: Ballen Sie die Hände zu Fäusten. Die Fußspitzen im Wechsel heben und senken. Mit den Fäusten Pumpbewegungen dazu kombinieren.

Powerdrink für mehr Leistungsfähigkeit

Mixen Sie sich doch einmal einen gesunden und leckeren Powerdrink. Für vier Portionen brauchen Sie: 300 ml Karottensaft (oder 500 g frische Karotten), 200 ml Orangensaft (oder 2 Orangen), 400 ml Apfelsaft (oder 750 g frische Äpfel), 100 ml Roter-Rüben-Saft (oder 250 g frische rote Rüben) und ein paar Eiswürfel. Die Zutaten in den Entsafter geben und mischen oder die fertigen Säfte mixen. Eis dazu, fertig!

„Heiterkeit, körperliche Bewegung und Mäßigkeit sind die besten Ärzte."

Friedrich Melchior Baron von Grimm

Woche 21

Montag

Dienstag

Mittwoch

Donnerstag

Freitag

Samstag

Sonntag

Resümee

Straffende Pflege bei Cellulite

Straffend bei Cellulite wirken täglich morgens und abends angewendet z. B. Cremes mit Koffein, Efeu, Ginkgo, Schachtelhalm oder Rosskastanienextrakt. Täglich angewendete Körperwickel verbessern durch den Wärmeeffekt die Wirkung zusätzlich.

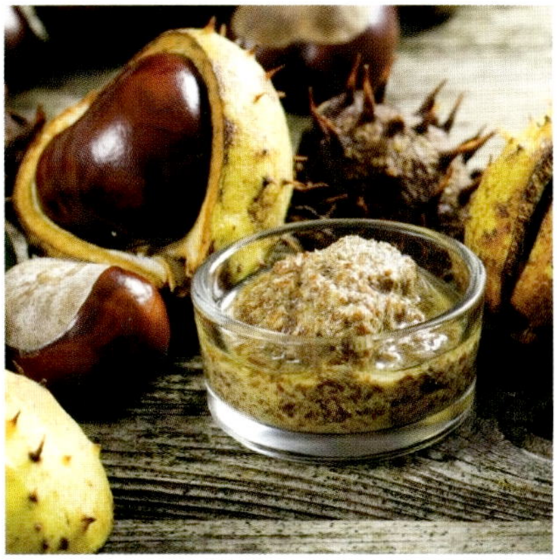

„Der ideale Tag ist heute, wenn wir ihn dazu machen."

Horaz

Diät-Check: Kohlsuppendiät

Die Kohlsuppendiät ist eine auf eine Woche ausgelegte Fastenmethode, bei der hauptsächlich energiearme Kohlsuppe, tagesweise ergänzt durch geringe Mengen anderer Nahrungsmittel, gegessen wird. Von dieser Diät gibt es verschiedene Varianten. Allen gemein ist, dass man so viel Kohlsuppe essen darf, wie man will, damit sich keine Hungergefühle einstellen. Diese besteht aus Weißkohl, Sellerie, Möhren, Tomaten, Paprika und Petersilie. Bei den meisten Varianten kommen je nach Tag Ergänzungen wie bestimmte Obst- oder Gemüsesorten, Bananen, Geflügel oder magerer Fisch, ein mageres Steak, grünes Gemüse und Salat oder Vollkornreis hinzu.

Vor- und Nachteile: Die Diät lässt sich gut in den Alltag integrieren, ist preiswert und ist einfach durchzuführen. Beworben wird die Diät mit einer schnellen Gewichtsabnahme innerhalb kürzester Zeit. Dies birgt jedoch die Gefahr eines Jo-Jo-Effekts. Außerdem lässt sich dieser Effekt auch auf eine starke Entwässerung und Muskelabbau zurückführen. Zudem ist die Diät einseitig, sodass wichtige Nährstoffe, insbesondere Eiweiß, fehlen. Verbote und ein eintöniger Speiseplan verringern die Motivation und führen zu Heißhungerattacken. Für eine langfristige Ernährungsumstellung sowie für Menschen mit einer Kreislauf- oder Stoffwechselerkrankung ist die Diät nicht geeignet.

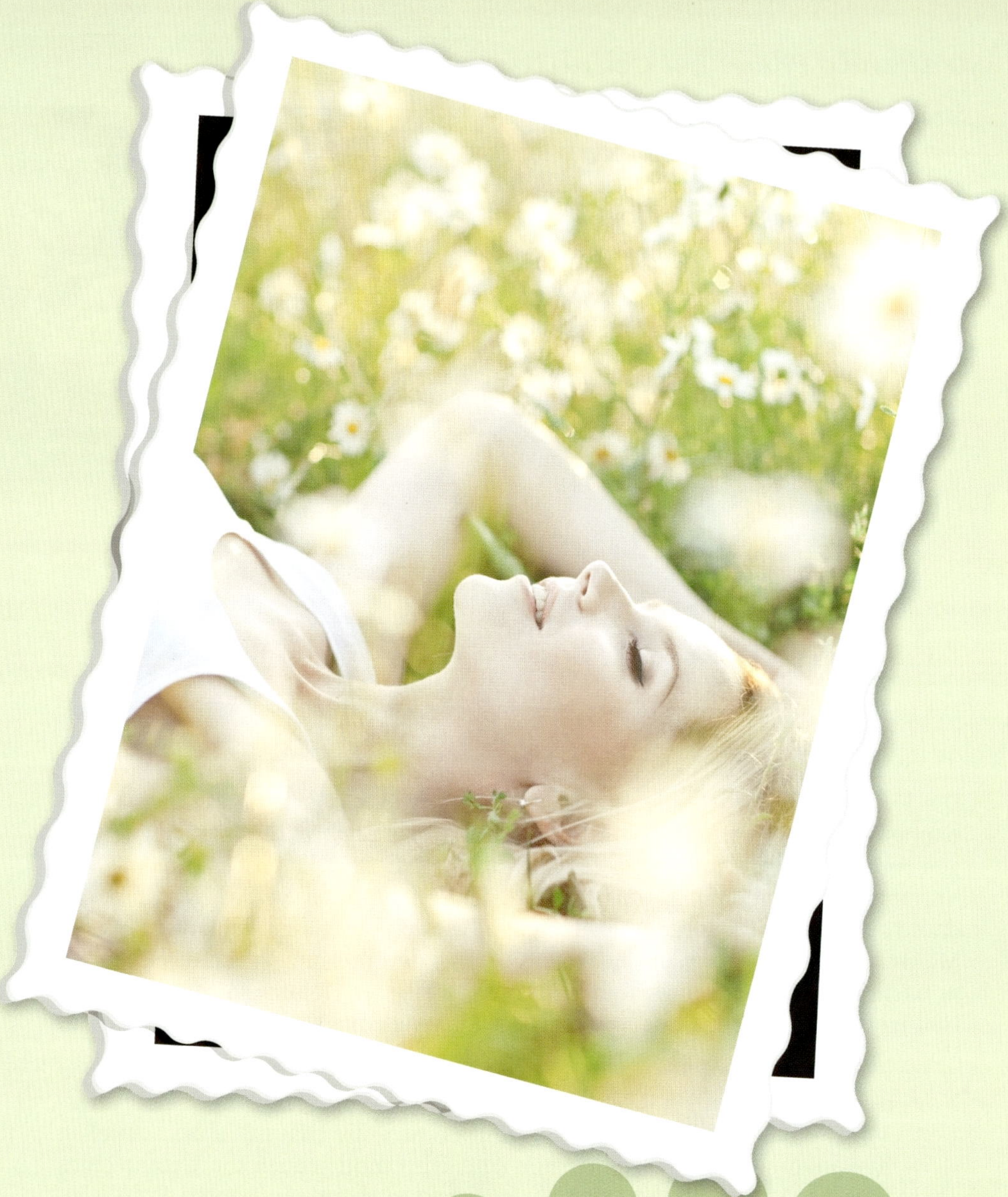

Juni

Meine persönlichen Juni-Werte:

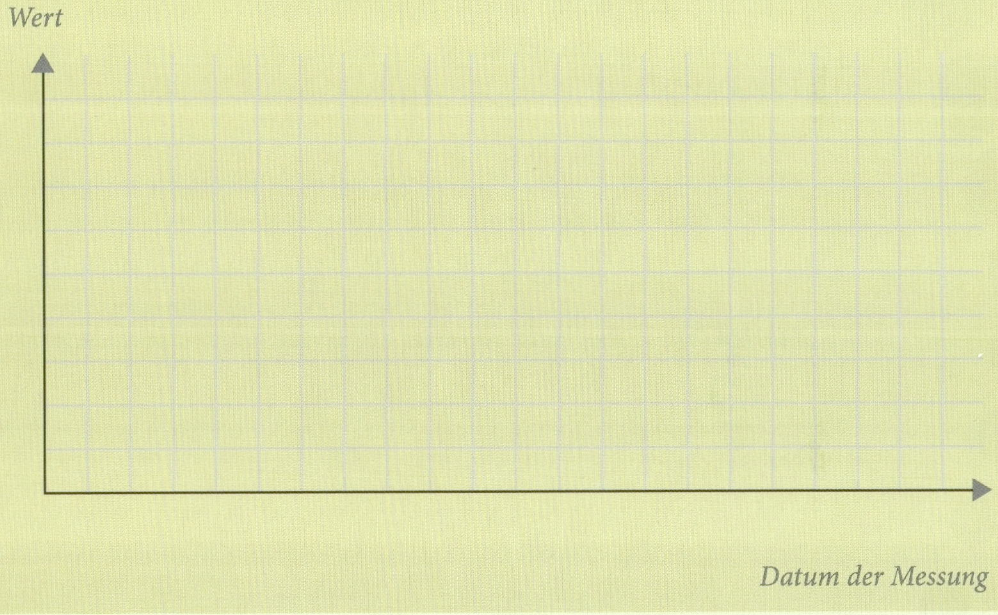

Woche 22

Montag ....

....

....

Dienstag ....

....

....

Mittwoch ....

....

....

Donnerstag ....

....

....

Freitag ....

....

....

Samstag ....

....

....

Sonntag ....

....

....

Resümee ....

....

....

....

....

....

Radfahren gegen Fettpölsterchen

Das Gefühl, den kühlenden Fahrtwind auf der Haut zu spüren, die Gerüche der Natur aufzusaugen – im Sommer gibt es kaum eine schönere Bewegungsform, die fit macht, als Radfahren. Der Tritt in die Pedale stärkt nicht nur Ausdauer und Kondition, er trainiert auch Bein-, Bauch-, Fuß-, Arm- und Beckenmuskulatur. Nebenbei schmelzen Fettpölsterchen und das Bindegewebe verbessert sich. Zwei- bis dreimal die Woche eine moderate Tour von etwa 30 Minuten reicht völlig aus, um Ihren Stoffwechsel in Schwung zu bringen.

„Es ist der Geist, der sich den Körper baut."

Friedrich Schiller

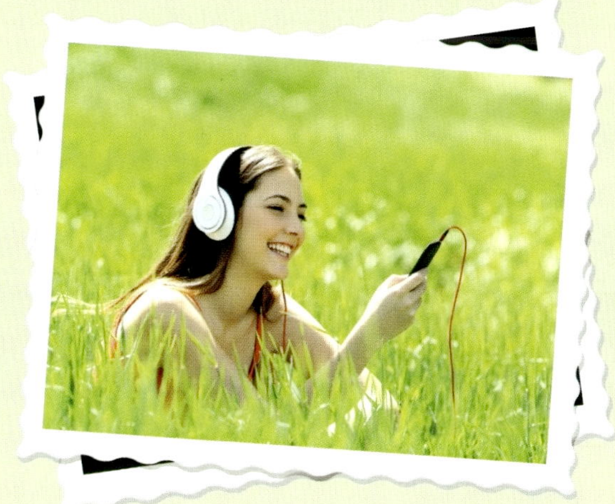

Power und Entspannung mit Musik

Wenn Sie gern Musik, beispielsweise mit dem MP3-Player, hören, sollten Sie zwei Titel immer gespeichert haben: Einen, der Sie pusht und einen, der Sie beruhigt. Wenn Sie im Alltag das Gefühl haben, zu sehr gestresst oder aufgeregt zu sein, dann hören Sie den ruhigen Titel. Merken Sie andererseits, dass Sie gerade in ein Leistungstief einbrechen, holen Sie sich aus dem rhythmischen und schnelleren Titel neue Power und Energie. Schließen Sie ruhig die Augen. Hören Sie bewusst.

Leichtes Gute-Laune-Frühstück

Dazu brauchen Sie: 200 g Quarkcreme (0,2 % Fett), 2 TL Orangensaft, etwas abgeriebene Orangenschale, 1 TL Ahornsirup, 125 g gemischte Beeren und 1 Zweig Minze. Vermischen Sie Quarkcreme, Orangensaft, -schale und Sirup und geben Sie das Ganze in eine kleine Schale. Verlesen Sie die Beeren und verteilen Sie sie auf der Creme. Mit den abgezupften Minzeblättchen garnieren.

Woche 23

Montag ....

....

....

Dienstag ....

....

....

Mittwoch ....

....

....

Donnerstag ....

....

....

Freitag ....

....

....

Samstag ....

....

....

Sonntag ....

....

....

Resümee ....

....

....

....

....

....

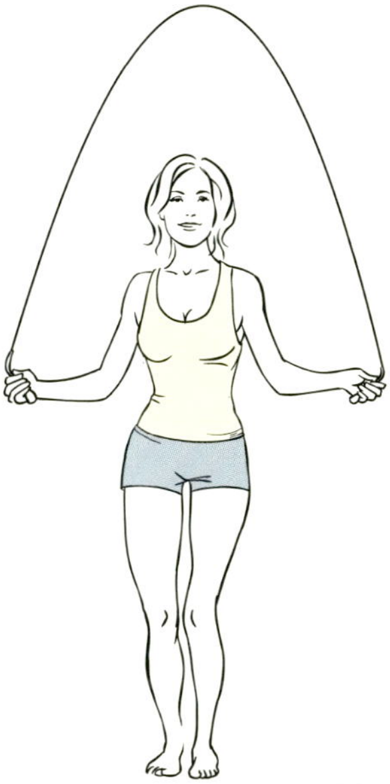

Übung zur Kalorienverbrennung

Beim Seilspringen werden jede Menge Kalorien verbrannt. Der Vorteil hieran ist, dass Sie es in den eigenen vier Wänden durchführen können. Variieren Sie beim Springen das Tempo: Erst eine Minute gemächlich, dann eine Minute schneller springen. Eine Minute zügig springen, dann 30 Sekunden schnell und anschließend 30 Sekunden gemächlich. Dann wieder eine Minute schneller und so weiter. Versuchen Sie, diesen Tempowechsel 15 Minuten lang durchzuhalten. Eine weitere Variation ist, die Knie beim Springen bewusst hochzuziehen.

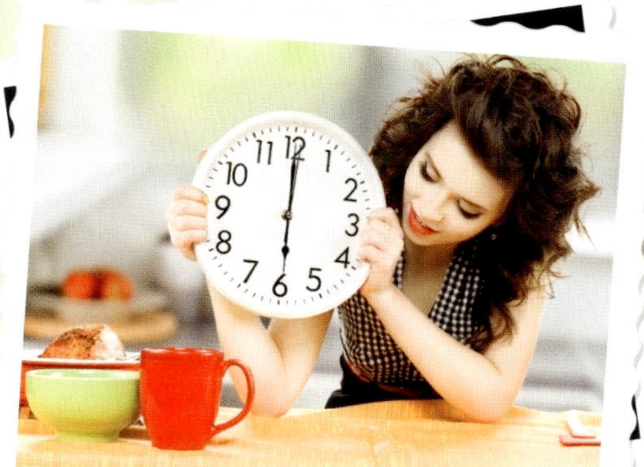

„Wer die Welt bewegen will, sollte erst sich selbst bewegen."

Sokrates

Feste Essenszeiten gegen Hungergefühle

Feste Essenszeiten können beim Abnehmen helfen, indem sie das Hungergefühl regeln. Aber auch hier gilt: Wenn Sie keinen Hunger haben, sollten Sie auch nichts essen. Wichtig ist jedoch das Frühstück, denn wer es ausfallen lässt, hat – sei es, weil dies im Lauf des Tages zu Heißhunger führt oder weil der Körper dann mit seiner Energie eher haushält – ein größeres Übergewichtsrisiko.

Woche 24

Montag

Dienstag

Mittwoch

Donnerstag

Freitag

Samstag

Sonntag

Resümee

Ushas-Mudra für mehr Energie bei der Diät

Müde, schlapp und ohne Inspiration? Dann kann Ihnen diese Mudra wieder auf die Sprünge helfen. Sie gibt Energie zurück, sorgt für neue Impulse, Kreativität und Inspiration. Falten Sie die Hände. Bei Frauen kommt der linke Daumen oben zu liegen, bei Männern der rechte. Nun drücken Sie mit dem obenliegenden leicht auf den unteren Daumen. Halten Sie diese Mudra mindestens fünf Minuten oder so lange, bis Sie spüren, wie Sie wieder mit Energie angefüllt werden.

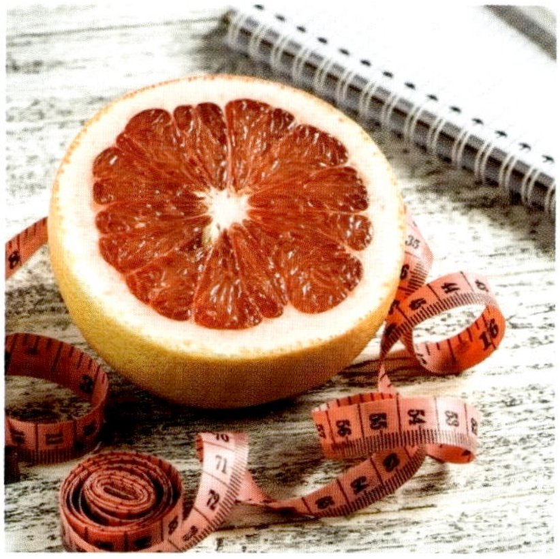

Sommerdrink zur Fettverbrennung

Im Sommer erfrischen vitaminreiche Fitnessgetränke. Wie wär's z. B. mit einem Apfel-Grapefruit-Johannisbeer-Drink? Entsaften Sie einen Apfel und 150 g schwarze Johannisbeeren, pressen Sie eine halbe Grapefruit aus, verrühren Sie alles mit Eiswürfeln in einem hohen Glas und füllen Sie es mit Mineralwasser auf. Das Vitamin C stärkt das Immunsystem und trägt zur Fettverbrennung bei.

„Der Glaube an unsere Kraft kann sie ins Unendliche verstärken."

Friedrich von Schlegel

Durchhalten mit positiven Gedanken

Hilfreich beim Durchhalten von Diäten ist die Fähigkeit, positiv zu denken. Während z. B. der Gedanke „Ich halte die Diät sowieso nicht durch" dazu führt, dass man unbewusst Dinge tut, die dem erwarteten Ergebnis entsprechen, funktioniert auch das Gegenteil. Verkehren Sie negative Gedanken einfach in ihr Gegenteil wie z. B. „Ich werde die Diät problemlos durchhalten und mein Abnehmziel erreichen".

Woche 25

Montag

Dienstag

Mittwoch

Donnerstag

Freitag

Samstag

Sonntag

Resümee

Diät-Check: Logi-Methode

Logi steht für Low Glycemic Index (niedriger glykämischer Index). Hierbei geht es darum, die glykämische Last zu senken und damit die Wirkung der Nahrung auf den Blutzuckerspiegel gering zu halten. Man unterscheidet zwischen „schlechten" Kohlenhydraten wie Süßigkeiten, Weißmehlprodukten und gezuckerten Getränken und „guten" Kohlenhydraten wie braunem Reis, Vollkornprodukten und Salzkartoffeln mit Schale. Erstere werden stark eingeschränkt, Letztere können regelmäßig in Maßen verzehrt werden. Somit stammen ca. 25 bis 30 Prozent der täglichen Kalorienzufuhr aus Kohlenhydraten. Zur Orientierung dient eine Logi-Pyramide, die zeigt, welche Nahrungsmittel in welchen Mengen erlaubt sind. Basis der Diät sind Obst, Gemüse und Salate, von denen man so viel essen kann, wie man will. Jede Mahlzeit wird durch ein eiweißreiches Lebensmittel (Fisch, mageres Fleisch), oder auch Milchprodukte, Hülsenfrüchte oder Eier ergänzt. Hinzu kommen gesunde Fette wie Raps-, Oliven- oder Walnussöl.

Vor- und Nachteile: Die Diät ist auf eine dauerhafte Ernährungsumstellung ausgelegt, sättigend, ausgewogen und abwechslungsreich. Allerdings ist die Methode etwas komplizierter, denn der GI muss dabei nachgeschlagen werden. Aufgrund der hohen Eiweißzufuhr sollten Menschen mit Gicht oder Nierenschäden die Methode nicht anwenden.

„Nichts ist besonders schwer, wenn du es in kleine Aufgaben teilst."

Henry Ford

Kalorienarme Snacks für zwischendurch: Gemüsesticks

Greifen Sie statt einem Schokoriegel lieber zu Gemüsesticks – denn sie wandern nicht direkt auf Ihre Hüften. Zu Paprika-, Gurken-, Fenchel- oder Selleriesticks schmeckt zum Beispiel ein Sesam-Dip. Verrühren Sie 100 g Joghurt mit 2 TL Tahin (Sesampaste) und 1 TL Zitronensaft. Mischen Sie 1 EL fein gehackte Petersilie unter und schmecken Sie den Dip mit Salz und Cayennepfeffer ab.

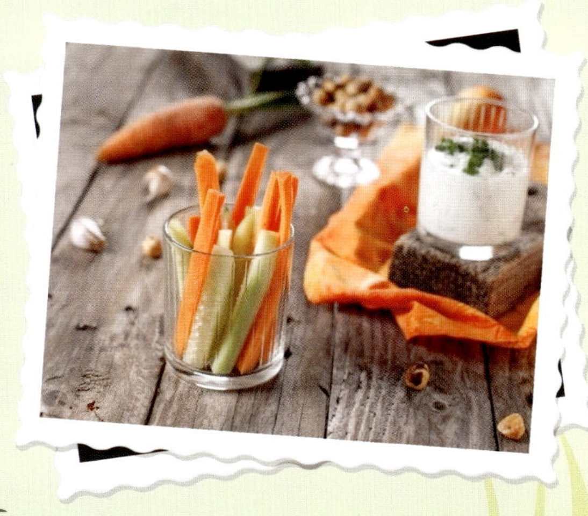

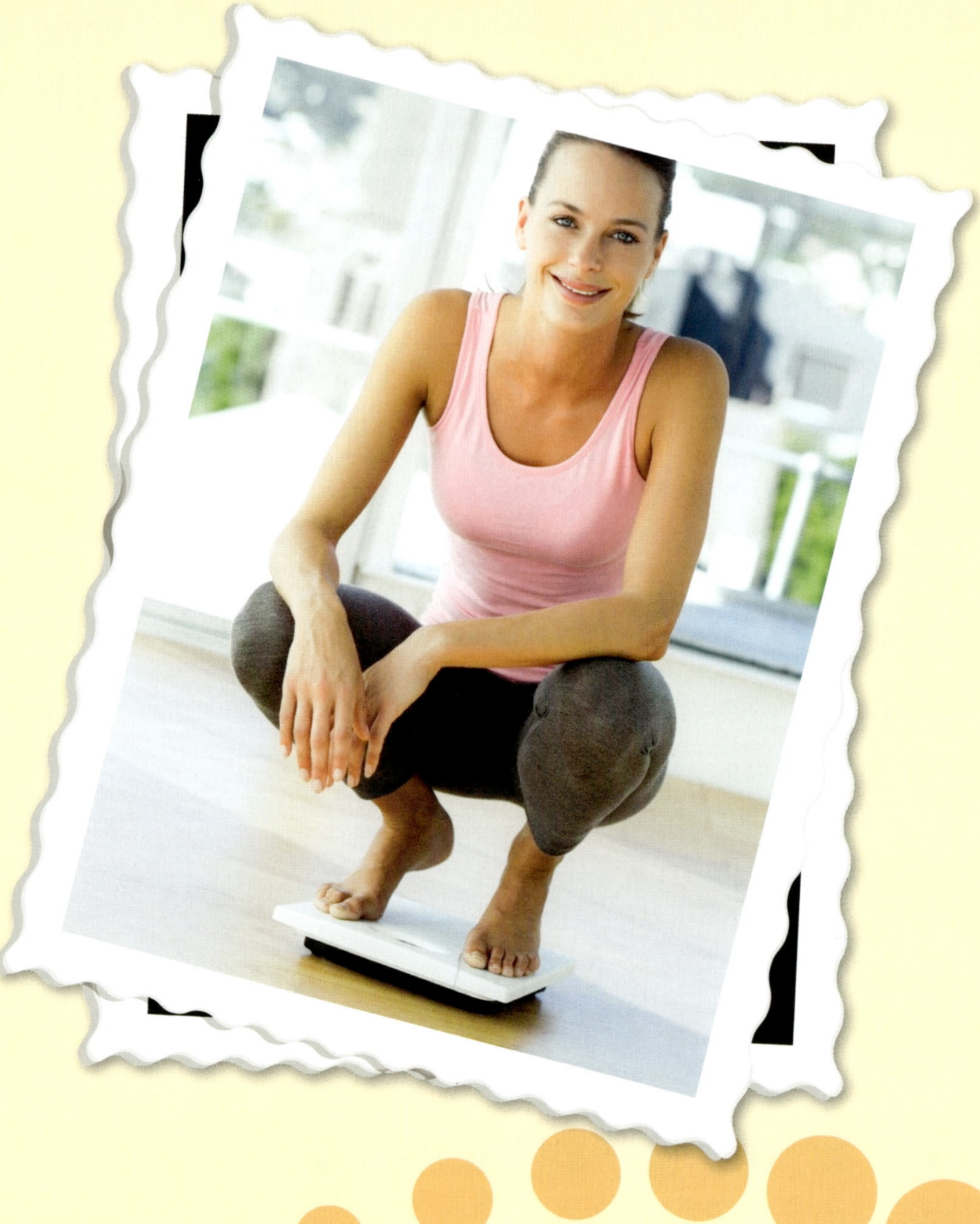

Juli

Meine persönlichen Juli-Werte:

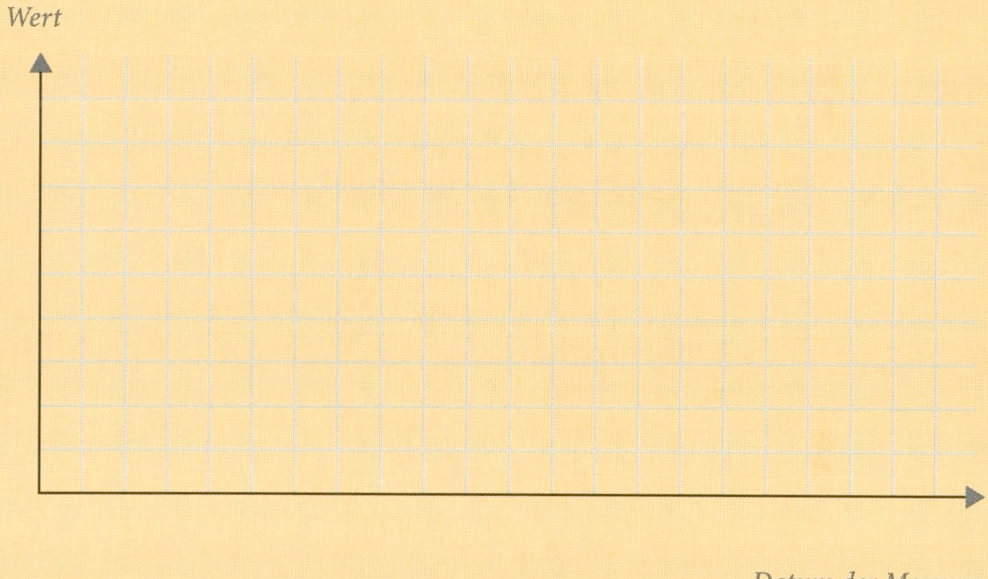

Woche 26

Montag ....

....

....

Dienstag ....

....

....

Mittwoch ....

....

....

Donnerstag ....

....

....

Freitag ....

....

....

Samstag ....

....

....

Sonntag ....

....

....

Resümee ....

....

....

....

....

....

Visualisierungsübung gegen Diätstress

Setzen Sie sich möglichst bequem auf einen Stuhl und schließen Sie Ihre Augen. Entspannen Sie alle Muskeln, atmen Sie mehrmals tief ein und aus. Versetzen Sie sich nun geistig an einen Ort, an dem Sie sich entspannt und zufrieden fühlen. Stellen Sie sich alle Details vor: Welche Farben und Formen herrschen vor, wie duftet es, was spüren und hören Sie? Lassen Sie Ihre Vorstellung nun langsam wieder los, atmen Sie mehrmals ein und aus und öffnen Sie die Augen. Die Übung sollte etwa fünf Minuten dauern.

Gesund und leicht essen im Büro

Haben Sie eine Büroküche? Sie erleichtert es Ihnen, auch während der Arbeit gesund zu essen. Kochen Sie zu Hause kleine Speisen vor, die Sie dann im Büro aufwärmen. In Frischeboxen lässt sich alles ganz leicht transportieren. Und der Büro-Kühlschrank hilft, Joghurt, Quark und was Sie sonst über den Tag verteilt benötigen, frisch und kühl aufbewahren. Gut ist es auch, sich mit Kollegen zusammenzutun, um z. B. einen Mixer aufzustellen. Jetzt können Sie sich gesunde Frucht- und Obstsäfte zubereiten – eine ideale Alternative bei Heißhungerattacken.

Welche Erfolge habe ich bei meiner Diät erzielt?

1. ______________________
2. ______________________
3. ______________________
4. ______________________
5. ______________________

„Entspannung ist ein wesentlicher Bestandteil von Kraft."

George Leonard

Woche 27

Montag

Dienstag

Mittwoch

Donnerstag

Freitag

Samstag

Sonntag

Resümee

Übung für schlanke Beine

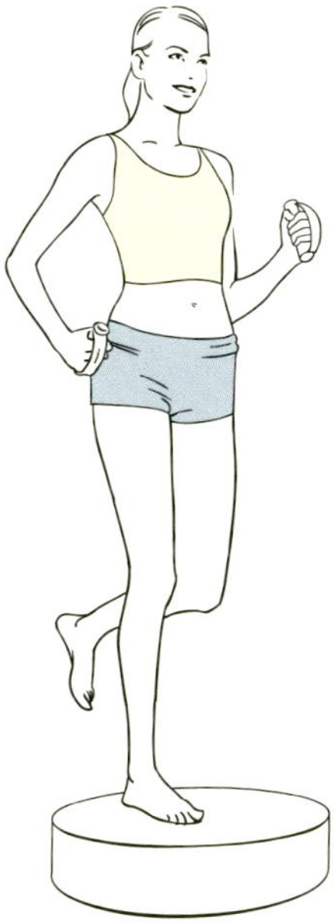

Stellen Sie sich vor eine 40 Zentimeter hohe Stufe, Kiste o. Ä. und stellen Sie einen Fuß flach darauf ab. Kopf und Nacken sind entspannt, der Rücken ist gerade. Ziehen Sie den anderen Fuß auf die Stufe oder Kiste nach und steigen Sie, mit dem ersten Fuß beginnend, wieder hinunter. 12-mal pro Bein wiederholen. Diese Übung trainiert vor allem die Beinmuskeln.

Mineraldrinks bei Muskelkrämpfen

Wer eine Diät macht und sich dabei bewegt, hat es oft mit Muskelkrämpfen zu tun. Dies ist besonders dann der Fall, wenn es an Mineralstoffen fehlt und die Muskulatur untrainiert ist. Vorbeugen können Sie z. B. auch, wenn Sie ausreichend trinken. Gut geeignet sind dafür spezielle Mineraldrinks, die neben Flüssigkeit auch Mineralstoffe wie Magnesium, Kalium, Natrium und Kalzium ersetzen, die durchs Schwitzen verloren gehen.

„Nicht das Beginnen wird belohnt, sondern einzig und allein das Durchhalten."

Katharina von Siena

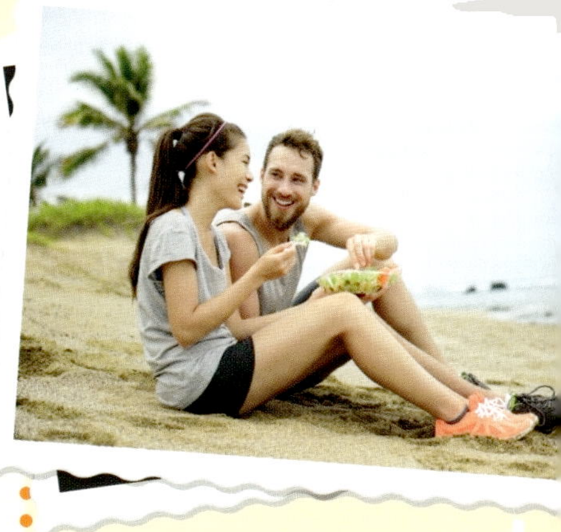

Beim Abnehmen Mitstreiter suchen

Gemeinsam lassen sich Vorsätze viel leichter verwirklichen. Gerade bei der Ernährungsumstellung ist es wichtig, dass Partner und Familie mitziehen, und sich allein zum Sport aufzuraffen ist schwerer, als Freunde dabei zu treffen. Suchen Sie sich Hilfe und Unterstützung! Erzählen Sie Freunden von Ihrem Vorhaben. So gewinnt Ihr Vorsatz an Gewicht.

Woche 28

Montag

Dienstag

Mittwoch

Donnerstag

Freitag

Samstag

Sonntag

Resümee

„Ruhe zieht das Leben an, Unruhe verscheucht es."

Gottfried Keller

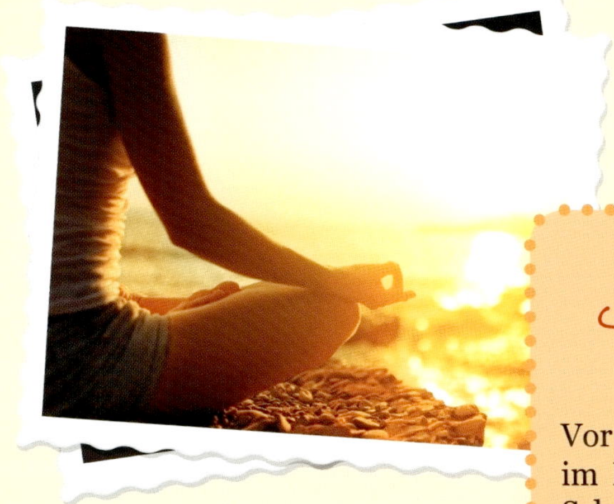

Gesund und schlank durch Schwimmen

Vor allem im Sommer tut die Abkühlung im Freibad, am See oder am Meer gut. Schwimmen stärkt den ganzen Körper, vor allem Rumpf und Rücken sowie die Armmuskulatur. Wer regelmäßig seine Bahnen zieht, kräftigt außerdem seinen Herzmuskel, fördert seine Lungenfunktion, baut Stress ab und arbeitet Verspannungen entgegen. Der gelenkschonende Ausdauersport macht gesund, schlank und vital, und das schon, wenn Sie nur zweimal die Woche 500 bis 1000 Meter schwimmen. Und selbst, wenn Sie sich nur im Wasser treiben lassen, regen Sie bereits den Entschlackungsprozess des Organismus an. Nutzen Sie also die Sommertage, um sich gesund abzukühlen und zu erfrischen.

Entspannt abnehmen mit Atemmeditation

Suchen Sie sich einen ruhigen Ort für die Dauer der Meditation. Setzen Sie sich aufrecht in einen Sitz Ihrer Wahl. Atmen Sie durch die Nase und lassen Sie den Atem fließen. Versuchen Sie, den Atem wahrzunehmen, ohne ihn zu beeinflussen. Konzentrieren Sie sich vollständig auf Ihren Atem und blenden Sie alle anderen Wahrnehmungen aus. Gedanken können kommen und wieder gehen. Mit der Zeit werden es weniger werden und Sie kommen mehr und mehr zur Ruhe.

Woche 29

Montag

Dienstag

Mittwoch

Donnerstag

Freitag

Samstag

Sonntag

Resümee

Bikinifigur visualisieren

Visualisieren Sie den Idealzustand, den Sie erreichen möchten. Dies hilft bei Motivationstiefs. Stellen Sie sich genau vor, wie Sie in einiger Zeit aussehen werden, wie Sie sich fühlen und von anderen wahrgenommen werden. Stellen Sie sich z. B. vor, wie Sie sich am Strand selbstbewusst im Bikini sonnen oder wie stolz Sie darauf sein werden, den Knopf Ihrer Lieblingsjeans wieder zuzubekommen. Stellen Sie sich die Komplimente Ihrer Freunde und Verwandten vor. Je konkreter Ihre Vision ist, desto besser hilft sie Ihnen über schwere Zeiten hinweg.

Entschlackender Saft für mehr Energie

Wer gleich morgens richtig in Schwung kommen will, sollte es einmal mit einem Saft aus Trauben, Ananas und Aprikosen probieren, denn diese Mischung wirkt nicht nur entschlackend, sondern spendet auch Energie. Dazu brauchen Sie einige Weintrauben, eine halbe Ananas und zwei Aprikosen. Waschen Sie die Zutaten sorgfältig. Die Traubenkerne können Sie mitverarbeiten, den Aprikosenkern entfernen Sie. Alle Zutaten entsaften und vermischen.

Raus aufs Wasser!

Im Sommer ist Rudern oder Paddeln die ideale Kombination von Kraft- und Ausdauertraining. Die Muskeln werden gestärkt und die Gelenke geschmeidig gehalten. Vereine bieten sowohl Anfängerkurse als auch Tagesausflüge und Wanderfahrten an. Das fast lautlose Gleiten auf einem ruhigen Gewässer in schöner Umgebung bietet besondere Erholung und Entspannung.

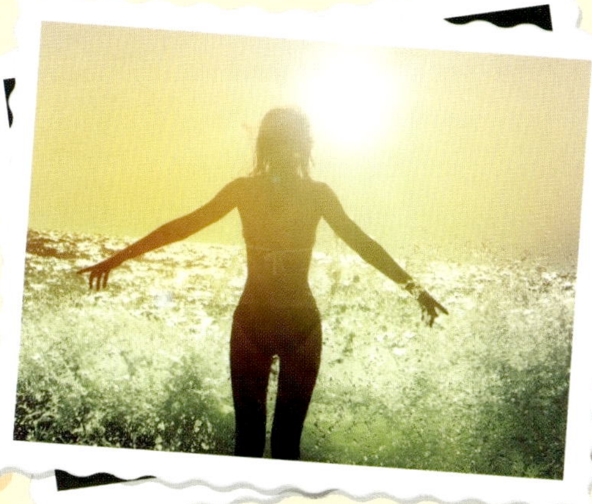

„Fantasie ist die Vorschau auf die kommenden Ereignisse des Lebens."

Albert Einstein

Woche 30

Montag……………………………………………………
……………………………………………………………
……………………………………………………………
Dienstag……………………………………………………
……………………………………………………………
……………………………………………………………
Mittwoch……………………………………………………
……………………………………………………………
……………………………………………………………
Donnerstag…………………………………………………
……………………………………………………………
……………………………………………………………
Freitag……………………………………………………
……………………………………………………………
……………………………………………………………
Samstag……………………………………………………
……………………………………………………………
……………………………………………………………
Sonntag……………………………………………………
……………………………………………………………
……………………………………………………………

Resümee……………………………………………………
……………………………………………………………
……………………………………………………………
……………………………………………………………
……………………………………………………………
……………………………………………………………

Apfelessig für Stoffwechsel und Verdauung

Apfelessig regt den Stoffwechsel an und fördert die Verdauung und Durchblutung. Seine Fülle an lebenswichtigen Substanzen wie Mineralstoffe, Spurenelemente und Vitamine sorgt für Vitalität und mehr Schwung. Probieren Sie es ruhig einmal aus. Dazu mischen Sie 250 ml Wasser mit 2 TL Apfelessig (aus dem Reformhaus) und süßen mit 2 TL Honig. Trinken Sie regelmäßig vor dem Frühstück ein wenig von dieser Mischung zur Gesundheitsvorsorge.

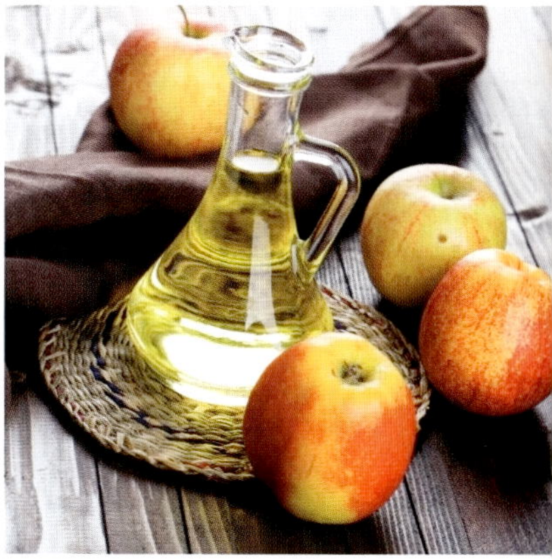

„Unsere Nahrungsmittel sollen Heil-, unsere Heilmittel Nahrungsmittel sein."

Hippokrates

Diät-Check: Low Fat

Bei Low-Fat-Diäten wie z. B. Low Fat 30 oder der Pfundskur werden Fett wie Öl, Butter und fettreiche Lebensmittel (Wurst, Käse, Nüsse etc.) stark eingeschränkt. Bei den meisten dieser Diäten bestehen dabei höchstens 30 Prozent der aufgenommenen Kalorienmenge aus Fetten. Stattdessen isst man vermehrt Obst, Gemüse, fettreduzierte Milchprodukte, mageres Fleisch, Fisch und Hülsenfrüchte sowie Sattmacher wie Nudeln, Brot, Reis und Kartoffeln.

Vor- und Nachteile: Das Diätkonzept ist einfach umzusetzen, da es auf dem Markt genügend Light-Produkte gibt und der Fettgehalt eines Lebensmittels auf dem Etikett angegeben ist. Absolute Verbote gibt es nicht. Allerdings ist es wichtig, auf die Gesamtkalorienmenge zu achten. Auch Kohlenhydrate liefern Kalorien. Andererseits ist Fett ein wichtiger Geschmacksträger und viele Light-Produkte schmecken daher fad. Außerdem können sie Ersatzstoffe (z. B. Zucker) enthalten. Zudem sollte man auf gesunde Fette wie Kerne, Samen, Oliven- oder Walnussöl nicht verzichten.

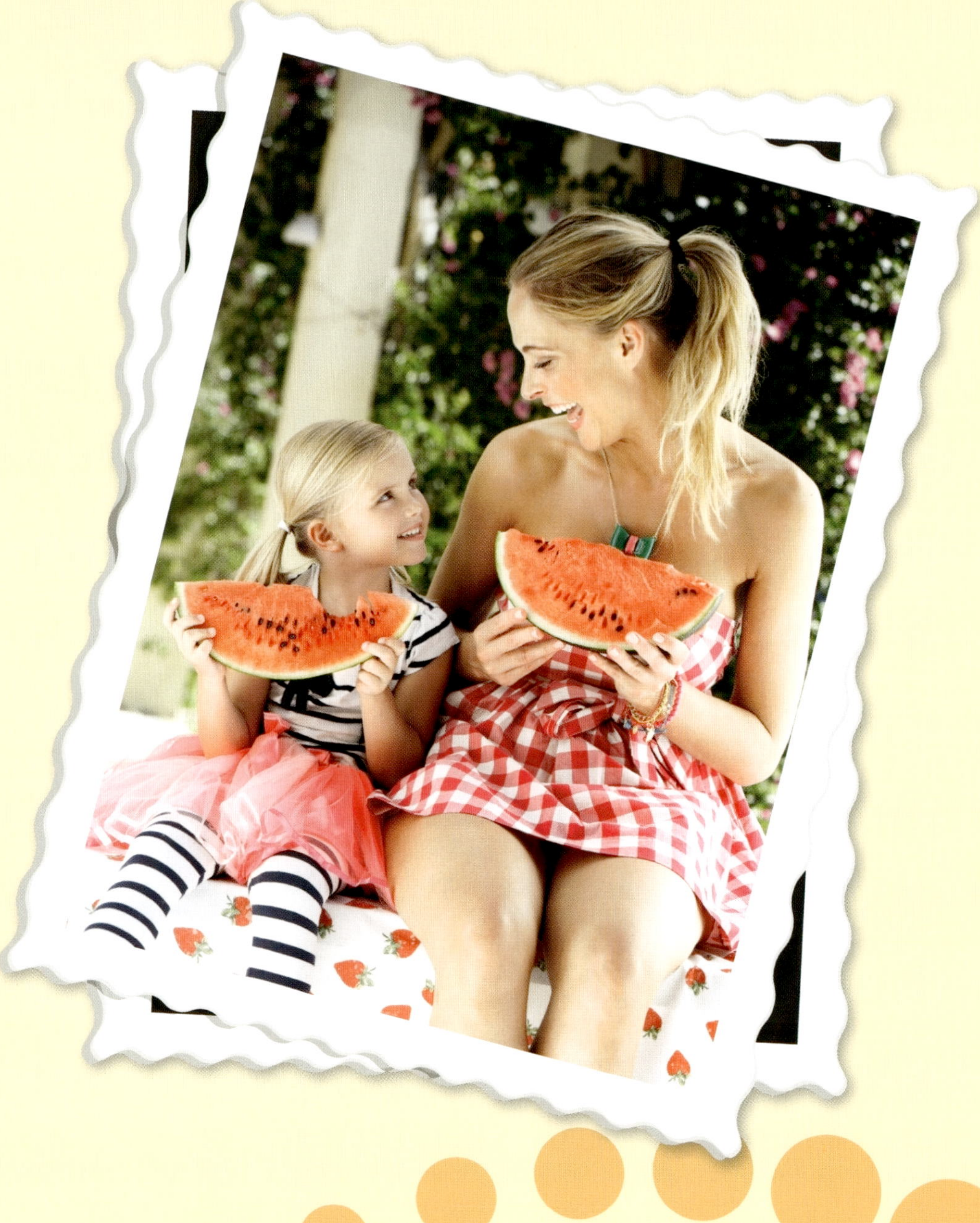

August

Meine persönlichen August-Werte:

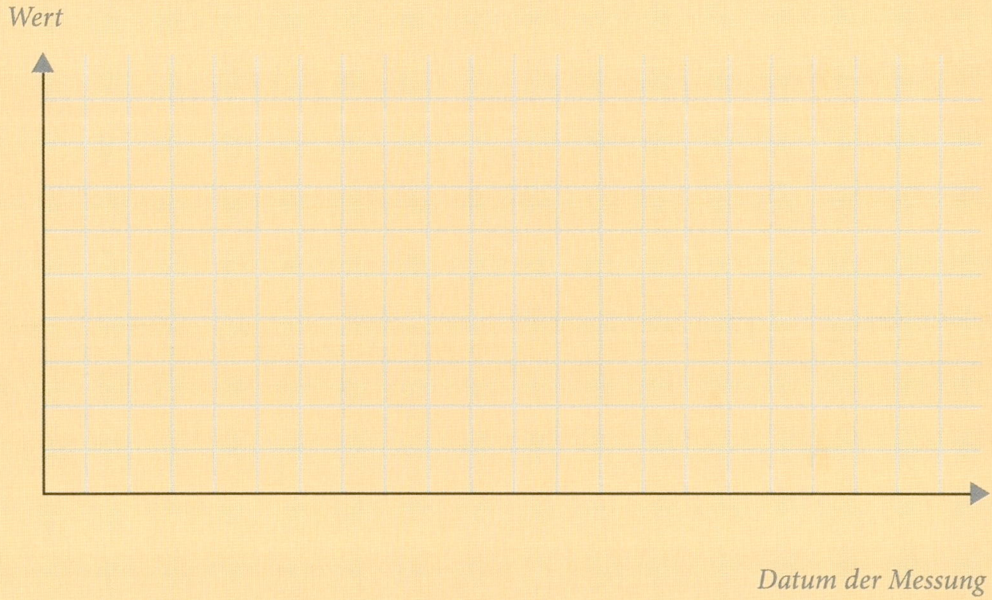

Woche 31

Montag

Dienstag

Mittwoch

Donnerstag

Freitag

Samstag

Sonntag

Resümee

Gesunde Bewegung trotz Sommerhitze

Damit Sie im Sommer Ihren Kreislauf nicht zusätzlich belasten, sollten Sie Sport möglichst in die frühen Morgenstunden oder auf den Abend verlegen. Wenn Ihnen dennoch der Kreislauf zu schaffen macht, sorgt kaltes Wasser, das Sie über die Innenseite der Handgelenke laufen lassen, für eine rasche Abkühlung. Noch wirksamer sind ein kaltes Unterarm- und Fußbad. Durch den Kältereiz werden die Gefäße kurzfristig verengt und ein schwächelnder Kreislauf schnell wieder mobil.

„Wenn es einen Glauben gibt, der Berge versetzen kann, so ist es der Glaube an die eigene Kraft."

Marie von Ebner-Eschenbach

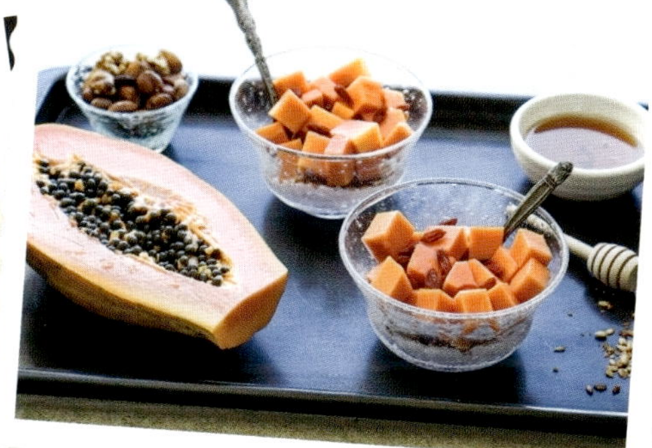

Abnehmspaß beim Inline-Skating

Inline-Skating ist ein hervorragender Sport für den Sommer. Er ist gelenkschonend und hat einen hohen Spaßfaktor. Vor allem die Oberschenkel, Hüft- und Gesäßmuskeln werden dabei gestrafft, aber auch die Rückenmuskulatur wird beansprucht. Wichtig ist hierbei die Schutzausrüstung (Helm sowie Handgelenks-, Knie- und Ellbogenschoner). Zudem sollten Sie die Fahrtechnik (Kurvenfahren, Bremsen, Fallen) in einem Kurs erlernen.

Figurfreundliches Papaya-Müsli

Für dieses gesunde Frühstück brauchen Sie: 2 EL Müsli, 200 g Dickmilch, eine halbe reife Papaya, 1 TL Zitronensaft und Zimtpulver. Vermischen Sie das Müsli mit der Dickmilch, schneiden Sie die geschälte Papaya in kleine Stücke, beträufeln Sie sie mit Zitronensaft und vermischen Sie sie mit dem Müsli. Besonders lecker schmeckt das Müsli, wenn Sie es mit Zimt bestäuben.

Woche 32

Montag ....

....

....

Dienstag ....

....

....

Mittwoch ....

....

....

Donnerstag ....

....

....

Freitag ....

....

....

Samstag ....

....

....

Sonntag ....

....

....

Resümee ....

....

....

....

....

....

Übung für definierte Bauchmuskeln

Diese Übung stärkt die geraden, queren und schrägen Bauchmuskeln. Legen Sie sich auf den Rücken. Ihr Kopf liegt auf den Händen. Winkeln Sie die Beine an und heben Sie sie vom Boden ab. Spannen Sie Ihre Bauchmuskeln an und ziehen Sie den Bauchnabel nach innen. Heben Sie Ellenbogen, Schultern und Kopf ebenfalls etwas vom Boden ab. Dann lassen Sie die Beine langsam nach unten sinken, jedoch ohne die Füße aufzusetzen. Anschließend führen Sie die Beine in die Ausgangsposition zurück. Zehnmal wiederholen.

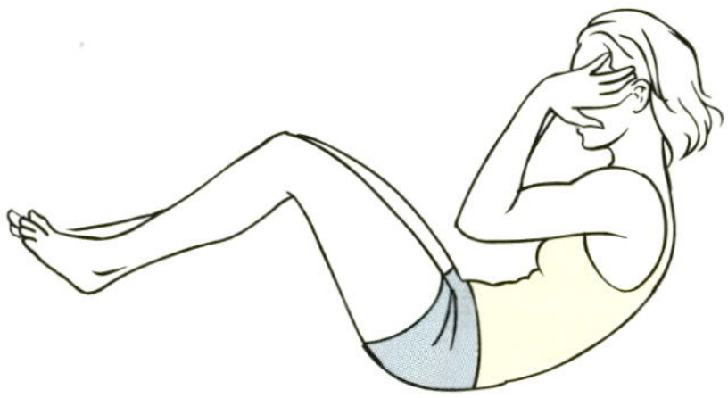

Mandel-Peeling beim Entgiften

Viele Stoffwechselabfälle werden durch die Haut ausgeschieden. Daher kommt es vor allem beim Abnehmen und Entgiften oft verstärkt zu Hautunreinheiten. Versuchen Sie es hierbei doch mal mit einem sanften Peeling: Abgeriebene Schale einer unbehandelten Zitrone über Nacht trocknen. Jeweils 1 TL Mandelkleie und Honig zugeben und zu einer Paste verrühren. Nach 10 Minuten Einwirkzeit warm abspülen.

„Jeder Tag ist eine neue Chance, das zu tun, was du möchtest."

Friedrich von Schiller

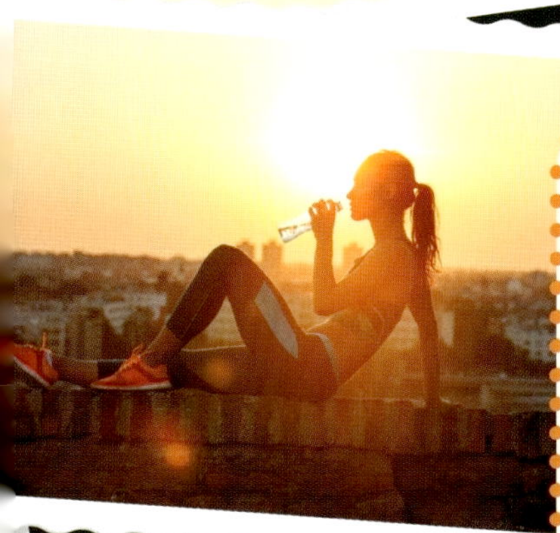

Schlank und fit mit viel Flüssigkeit

Nehmen Sie täglich mindestens eineinhalb bis zwei Liter Flüssigkeit zu sich (bei großer Hitze bis 3 Liter), um Konzentrationsstörungen und Kopfschmerzen während der Diät vorzubeugen. Geeignet sind Wasser und Saftschorlen. Ingwer-, Linden- und Holunderblütentee bringen zudem die Durchblutung auf Trab.

Woche 33

Montag ....

....

....

Dienstag ....

....

....

Mittwoch ....

....

....

Donnerstag ....

....

....

Freitag ....

....

....

Samstag ....

....

....

Sonntag ....

....

....

Resümee ....

....

....

....

....

....

Ganzkörpertraining im Wasser

Eine der sanftesten und effektivsten Ganzkörpertrainingsmethoden ist Wassergymnastik. Aqua-Sport, gleich welcher Art, bringt Herz und Kreislauf optimal auf Touren. Zudem werden durch das kalte Wasser und seine Massagewirkung die Gefäße trainiert.

„Wir leben nicht, um zu essen, sondern wir essen, um zu leben"

Sokrates

Eine leckere Nachspeise: Himbeercreme

Sommerzeit ist Beerenzeit – und die können nicht nur beim Abnehmen helfen, sondern bekämpfen auch noch schädliche freie Radikale. Probieren Sie z. B. folgendes Rezept: Geben Sie 150 g frische Himbeeren, 150 g Naturjoghurt (1,5 % Fett) und 1 EL Honig in eine kleine Schüssel und verrühren Sie sie mit einer Gabel, bis Sie eine leckere Creme erhalten. Sofort servieren.

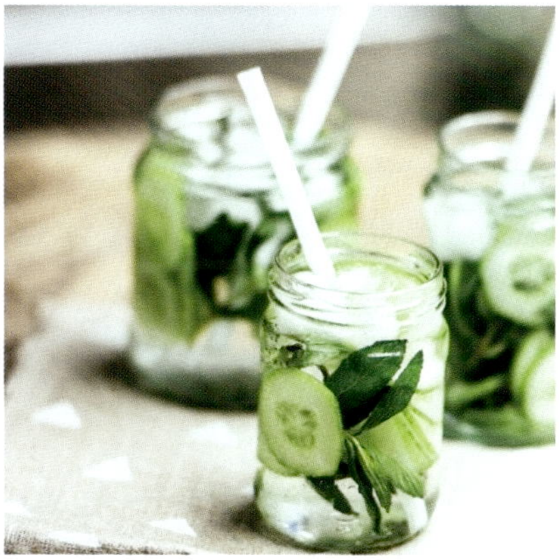

Gurkenwasser zum Abnehmen

Gurken sind äußerst kalorienarm, basisch, isotonisch und können sogar beim Abnehmen helfen. Sie dämpfen das Hungergefühl und sind im Sommer der ideale Diätdrink. Für ein Gurkenwasser füllen Sie einen Krug mit 2 Litern Leitungs- oder Mineralwasser sowie einer geschälten, in Scheiben geschnittenen halben Gurke. Mindestens zwei Stunden oder über Nacht im Kühlschrank ziehen lassen und kalt genießen. Wem das zu langweilig ist, der kann es mit den Scheiben einer heiß gewaschenen Bio-Zitrone und einigen Minzblättern, Ingwer, frischen Rosmarin- oder Thymianzweigen oder Basiliumblättern aufpeppen.

Woche 34

Montag ....
....
....

Dienstag ....
....
....

Mittwoch ....
....
....

Donnerstag ....
....
....

Freitag ....
....
....

Samstag ....
....
....

Sonntag ....
....
....

Resümee ....
....
....
....
....
....

Diät-Check: Metabolic Balance

Metabolic Balance ist ein Ernährungsplan. Es werden individuell Lebensmittel empfohlen, die Stoffwechsel und Hormonhaushalt wieder in Balance bringen sollen. Das Programm setzt sich aus vier Phasen zusammen: Auf eine Vorbereitungsphase (2 Tage) mit Darmreinigung und leichter Kost folgt eine strenge Umstellungsphase (mindestens 2 Wochen) mit einem genauen Ernährungsplan inklusive erlaubter Lebensmittel, Anzahl, Menge und Abstand der Mahlzeiten. Diese bestehen aus drei kohlenhydratarmen, eiweißreichen Mahlzeiten (Fisch, mageres Fleisch, Eier, Milchprodukte) täglich inklusive Gemüsebeilage. In der gelockerten Umstellungsphase sind u. a. mehr Kohlenhydrate wie Reis oder Nudeln sowie an „Schummeltagen" größere Mengen erlaubt. In der Erhaltungsphase (langfristig) werden drei eiweißreiche Mahlzeiten pro Tag und dazwischen nur Wasser empfohlen, sonst aber keine Vorschriften zu Kalorienmenge und Nahrungsmittelwahl gemacht.

Vor- und Nachteile: Das langfristig ausgelegte Programm bietet durch die Kalorienreduktion schnelle Abnehmerfolge. Allerdings kann es nur begleitet durchgeführt werden und ist vergleichsweise teuer. Zudem ist die Umsetzung schwierig (abzuwiegende Mengen, Problem beim gemeinsamen Kochen etc.) und die Methode der Lebensmittelzuweisungen ist wissenschaftlich umstritten. Aufgrund mangelnder Flexibilität und Abwechslung ist es dauerhaft schwer durchzuhalten.

„Du bist deine eigene Grenze, erhebe dich darüber!"

Hafis

Nervennahrung während der Diät

Erdbeeren, Himbeeren und Brombeeren liefern nicht nur kostbare Energie auf die Schnelle, sondern sind darüber hinaus bei überreizten Nerven während der Diät ein leckeres Geheimrezept für eine Extraportion Entspannung. In ihnen steckt nämlich das Anti-Stress-Mineral Magnesium. Magnesium dämpft die Erregungsvorgänge an Nerven und Muskeln und schützt so das Nervenkostüm vor Überreizung. Der Ärger im Büro oder der Stress mit der Familie sind mit einer entsprechenden Portion der kleinen Früchtchen schnell weggegessen.

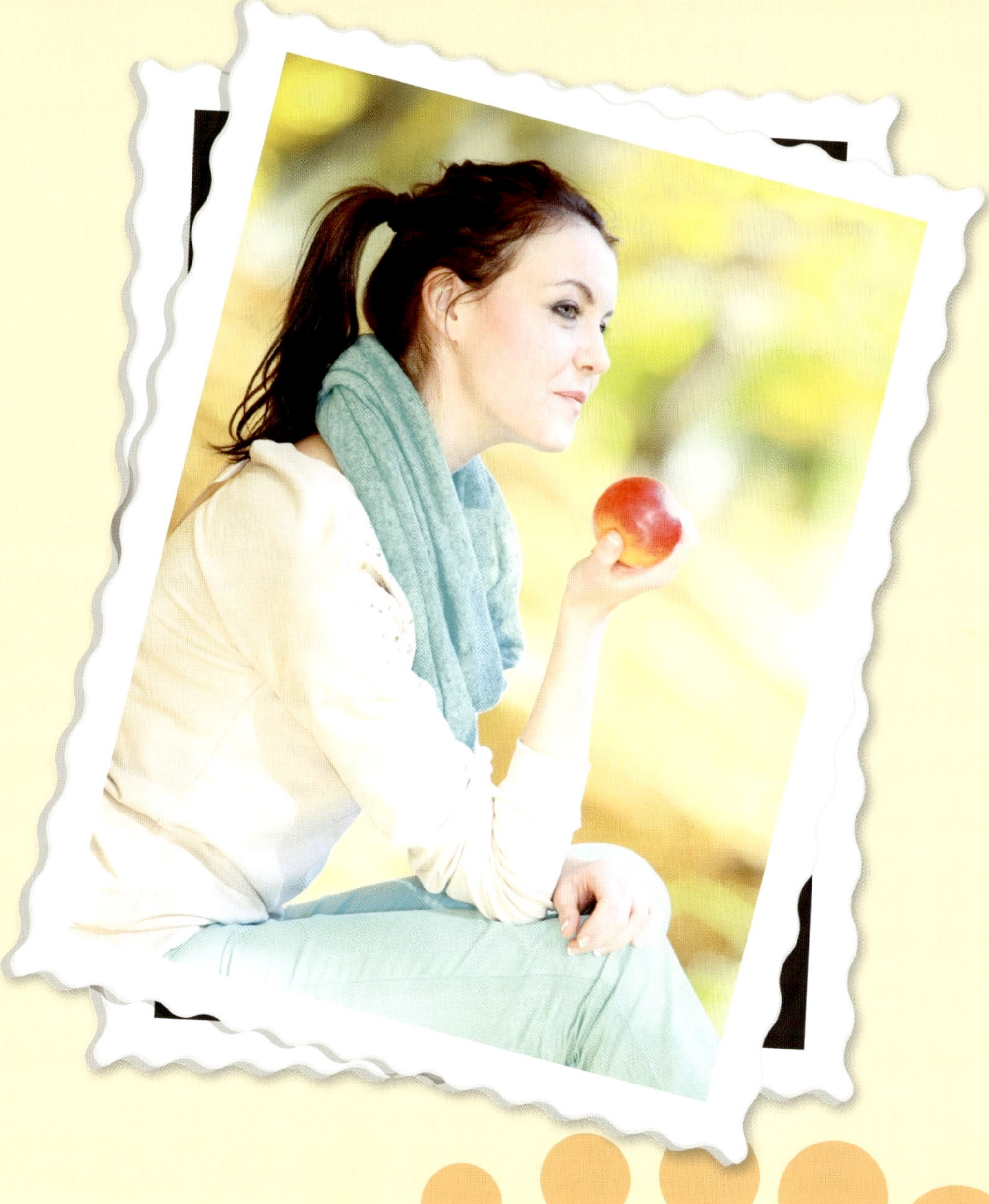

September

Meine persönlichen September-Werte:

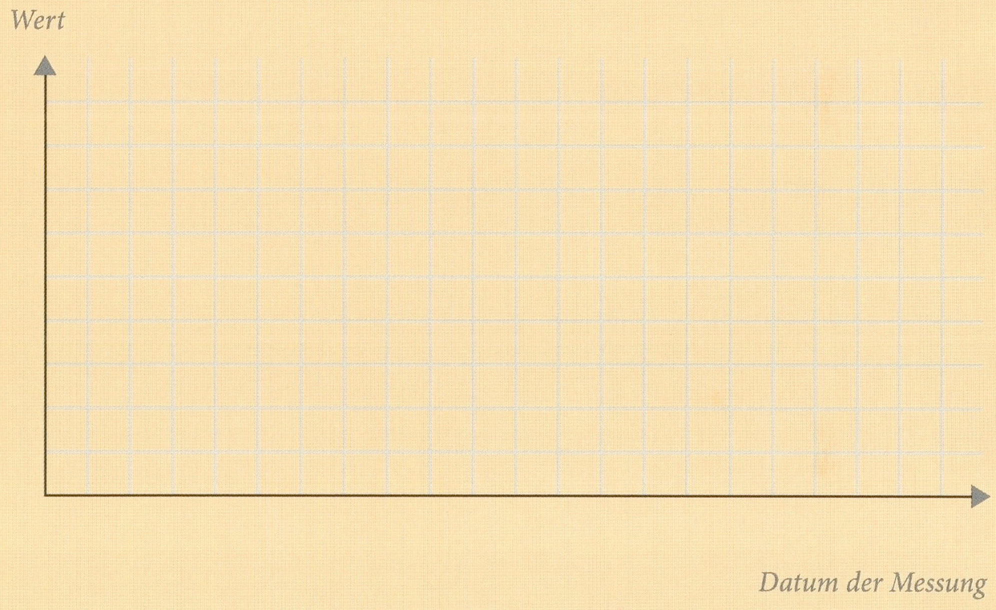

Woche 35

Montag...
....
....
Dienstag...
....
....
Mittwoch...
....
....
Donnerstag...
....
....
Freitag..
....
....
Samstag..
....
....
Sonntag..
....
....

Resümee..
....
....
....
....
....

Frischluft gegen Müdigkeit beim Abnehmen

Fühlen Sie sich während Ihrer Diät oft antriebslos, müde und unkonzentriert? Schnellen Schwung bringt oft Sauerstoff! Lüften Sie etwa fünfmal täglich richtig durch – bei großer Hitze in den Morgenstunden am besten mit Durchzug (nicht zu lange, sonst drohen Verspannungen und Verkühlungen). Wenn es wärmer wird, schließen Sie die Fenster wieder und ziehen Jalousien, Rollos oder Markisen zu.

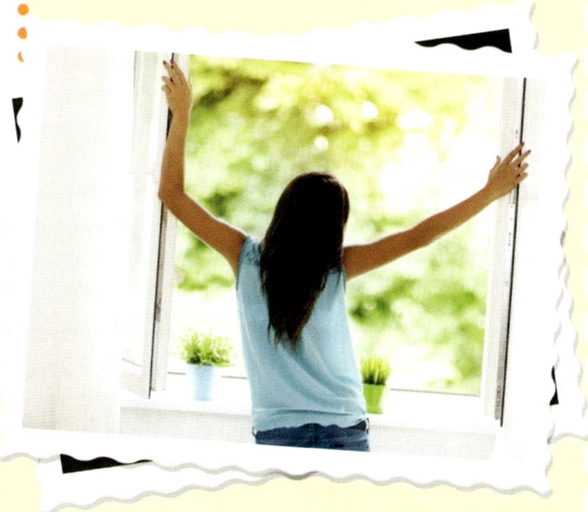

„Hindernisse und Schwierigkeiten sind Stufen, auf denen wir in die Höhe steigen."

Friedrich Nietzsche

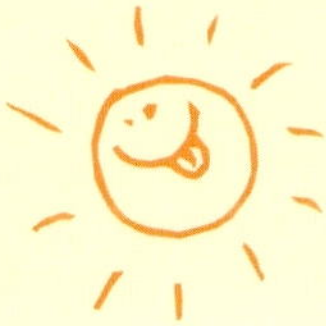

Übung zur Straffung von Po und Oberschenkeln

Bei dieser Übung werden vor allem Po- und Oberschenkelmuskeln gekräftigt und gestrafft, anteilig sind auch die Bauchmuskeln beteiligt. Setzen Sie sich mit geradem Rücken in den Fersensitz. Die Arme werden waagerecht nach vorn gestreckt, die Hände verschränkt. Spannen Sie Po, Bauch und Oberschenkelvorderseiten an und schieben Sie Hüften und Becken langsam aus der Kraft Ihrer Muskeln heraus in den Kniestand hinauf. Senken Sie Oberkörper und Beine langsam wieder in die Ausgangslage. 10- bis 15-mal in drei Sätzen wiederholen.

Woche 36

Montag

Dienstag

Mittwoch

Donnerstag

Freitag

Samstag

Sonntag

Resümee

Kopfschmerzen während der Diät vermeiden

Bei Kopfschmerzen, vor allem während einer Diät, hat es sich bewährt, viel zu trinken. Mischen Sie z. B. 50 ml Apfelsaft, 150 ml Orangensaft und 100 ml Kirschsaft und den Saft einer halben Limette. Mit 200 ml kaltem Mineralwasser aufgießen und bei Bedarf mit Honig abschmecken. Vorbeugend hilft auch eine ausreichende Versorgung mit Magnesium.

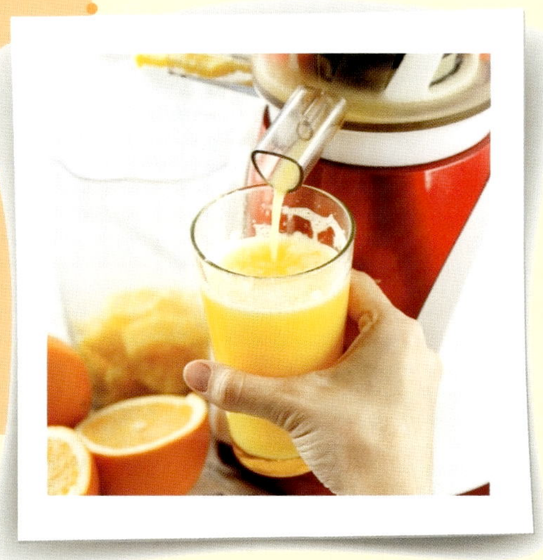

Wie geht es mir verglichen zum Diätbeginn?

1. ______
2. ______
3. ______
4. ______
5. ______

Klangbad für gute Stimmung

Baden Sie in Musik. Suchen Sie sich dazu eine CD aus, die Ihnen gefällt und die Sie in gute Stimmung versetzt. Das können ruhige oder belebende Stücke sein. Machen Sie es sich auf dem Fußboden bequem, legen Sie ein Kissen unter den Kopf, die Füße zeigen in Richtung der Lautsprecher. Wählen Sie eine Lautstärke, die Ihnen für die Dauer des Klangbades angenehm ist. Lassen Sie sich ganz von der Musik umspülen wie ein Kiesel im Wasser und spüren Sie die Klänge im ganzen Körper.

„Wenn du die Absicht hast, dich zu erneuern, tu es jeden Tag."

Konfuzius

Woche 37

Montag ....

....

....

Dienstag ....

....

....

Mittwoch ....

....

....

Donnerstag ....

....

....

Freitag ....

....

....

Samstag ....

....

....

Sonntag ....

....

....

Resümee ....

....

....

....

....

....

Wechselduschen regt den Stoffwechsel an

Wasseranwendungen sind nicht nur beim Abnehmen eine Wohltat. Sie kurbeln Stoffwechsel und Kreislauf an und stimulieren das Immunsystem. Führen sie z. B. jeden Morgen nach dem Aufstehen Wechselduschen durch. Stellen Sie wechselweise den Hahn auf kühles, dann auf warmes Wasser. Duschen Sie sich von den Beinen beginnend nach oben hin ab. Hören Sie mit kaltem Wasser auf und rubbeln Sie sich danach mit einem Frottierhandtuch fest ab.

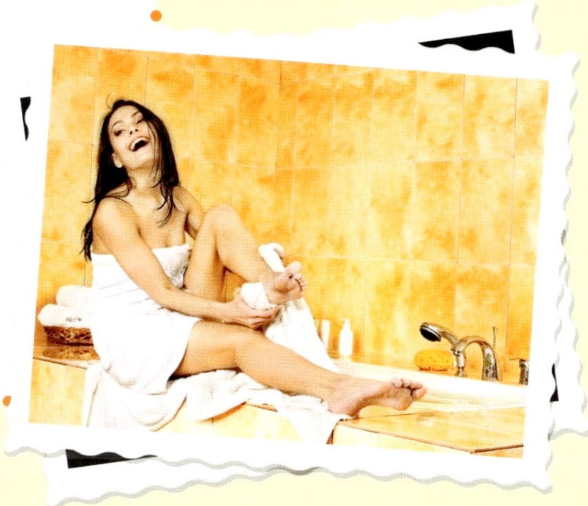

„Es genügt nicht nur zu wissen, man muss auch anwenden. Es genügt nicht nur zu wollen, man muss auch tun."

Johann Wolfgang von Goethe

Entgiftende Teemischungen

Unterstützen Sie die positive Wirkung Ihrer Frühjahrskur mit entgiftenden Teemischungen (aus der Apotheke). Getrocknete Löwenzahn-, Birken- und Brennnesselblätter wirken blutreinigend sowie harntreibend und regen den Stoffwechsel an. Auch frisch als Salat sind Löwenzahnblätter sehr schmackhaft und helfen, die im Winter angesammelten Giftstoffe loszuwerden.

Woche 38

Montag

Dienstag

Mittwoch

Donnerstag

Freitag

Samstag

Sonntag

Resümee

Sättigender Möhren-Shake

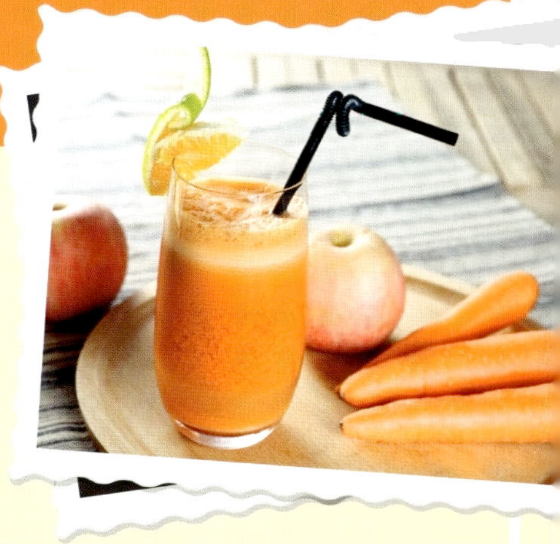

Für einen leckeren Möhren-Shake brauchen Sie 1 EL Zitronensaft, 1 EL Sonnenblumenöl, 75 ml Apfelsaft und 125 ml Möhrensaft. Zum Abschmecken kommen noch Ingwerpulver, weißer Pfeffer und 1 Blatt Minze hinzu. Zitronen- und Apfelsaft mit dem Öl vermischen, Möhrensaft zugeben. Minze fein hacken, zum Getränk geben und mit Ingwer und Pfeffer abschmecken.

„Verbringe nicht die Zeit mit der Suche nach einem Hindernis. Vielleicht ist keines da."

Franz Kafka

Diät-Check: Paleo-Diät

Paleo ist auch bekannt als Steinzeitdiät. Die Idee, die dahintersteht, ist, dass der menschliche Verdauungstrakt noch dem der Altsteinzeit entspricht. Alle im Lauf der Entwicklung hinzugekommenen Lebensmittel wie Getreide, Milchprodukte oder Hülsenfrüchte würden dem Körper schaden. Auch Zucker oder Pflanzenöle sind bei dieser Ernährungsweise tabu. Stattdessen isst man natürliche, unverarbeitete Lebensmittel, vor allem Fleisch, Fisch, Meeresfrüchte, Obst, Gemüse, Pilze, Eier, Nüsse und Samen. Hinzu kommen Süßungsmittel wie Honig und Ahornsirup und Fette wie z. B. nicht raffinierte pflanzliche Fette, Speck und Schmalz. Empfohlen wird meist eine Testzeit von 30 Tagen. Danach können zuvor verbotene Lebensmittel nach und nach auf ihre Verträglichkeit getestet werden. Eine ideale Mahlzeit besteht größtenteils aus Gemüse, einer Eiweißquelle (Fleisch, Fisch oder Ei), ausreichend Fett sowie etwas Obst.

Vor- und Nachteile: Die Paleo-Ernährung ist recht unkompliziert, für Anfänger ist der Verzicht auf Getreide jedoch meist schwierig. Allerdings ist die Zubereitung hochwertiger Lebensmittel meist zeit- und kostenintensiver als eine herkömmliche Ernährung. Sie enthält ausreichend Nährstoffe und keine ungesunden Zusatzstoffe, Zucker oder billige Fette. Kritiker argumentieren mit der Anpassungsfähigkeit des menschlichen Verdauungssystems.

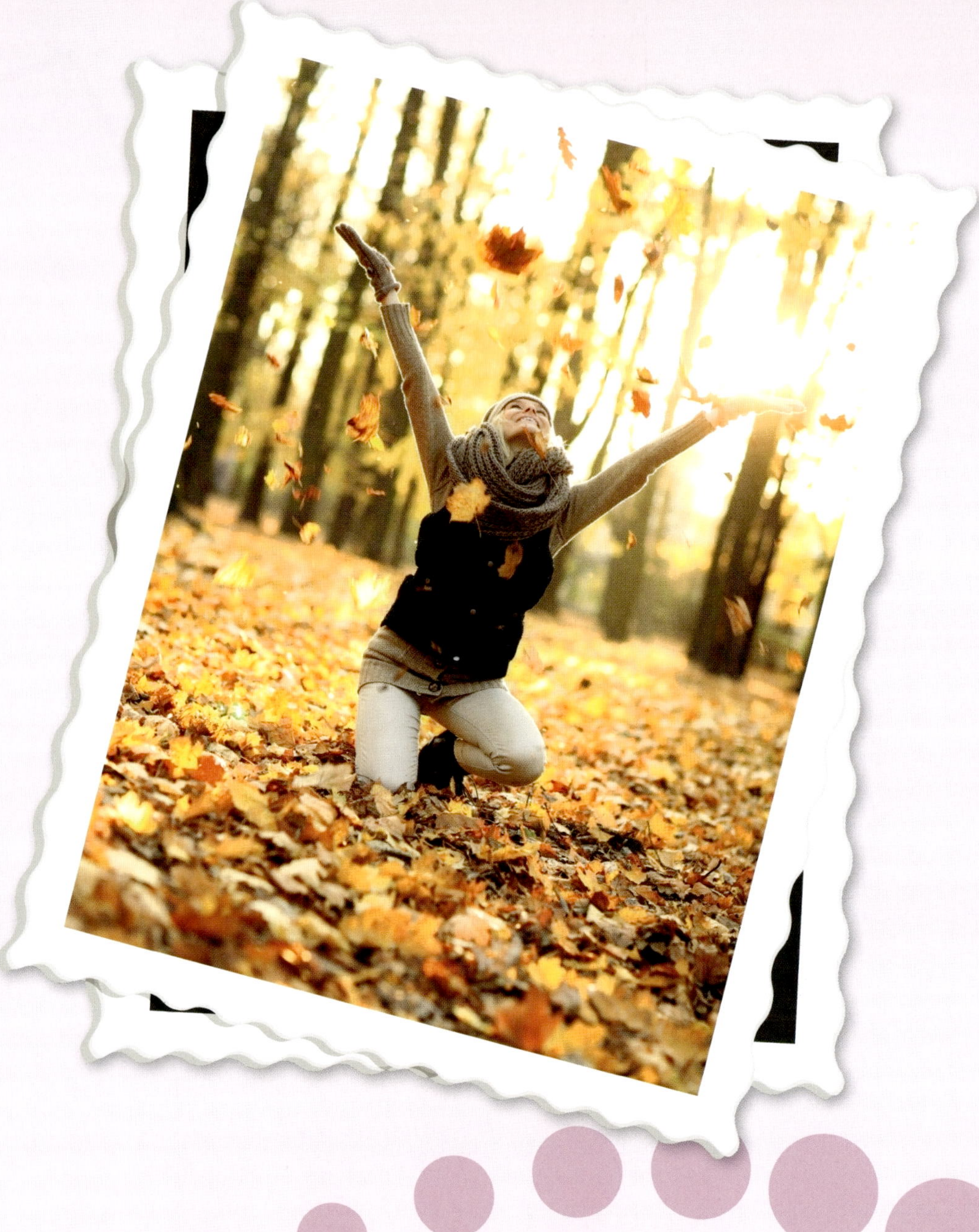

Oktober

Meine persönlichen Oktober-Werte:

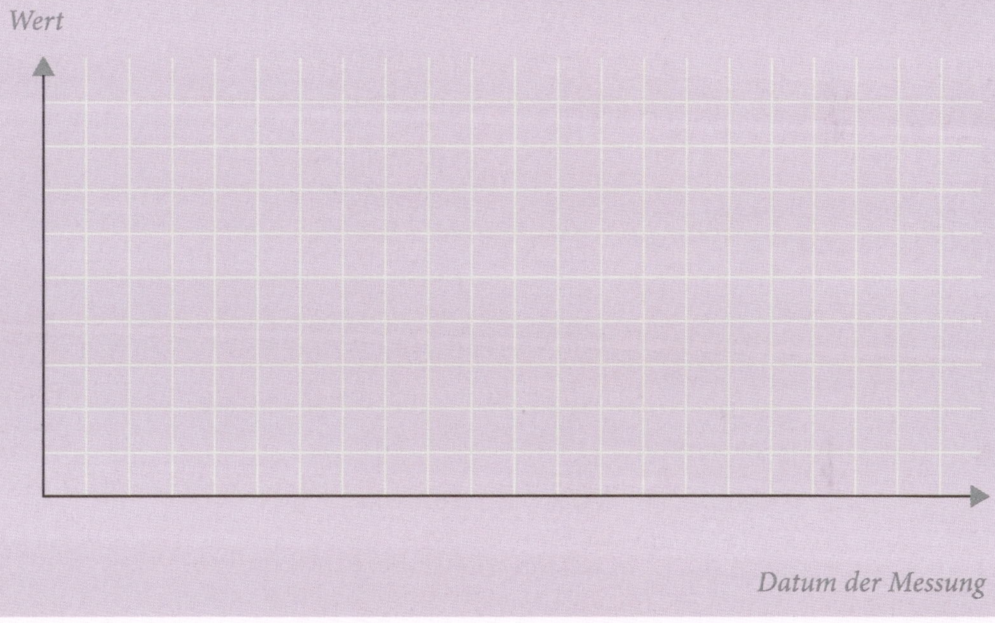

Woche 39

Montag

Dienstag

Mittwoch

Donnerstag

Freitag

Samstag

Sonntag

Resümee

„Ernährungssünden" entlarven

Fragen Sie sich, was Sie zu welcher Gelegenheit und wieso essen. Wenn Sie feststellen, dass Sie aus Langeweile beim Fernsehen Chips knabbern oder aus Frust schon mal zur Tafel Schokolade greifen, können Sie gezielt im Voraus Gegenstrategien entwickeln, z. B. sich einen Rohkostteller zurechtlegen oder sich eine alternative Tätigkeit, z. B. Sport oder Handarbeiten vor dem Fernseher ausdenken. Wenn Sie oft aus Gewohnheit essen, sollten Sie sich fragen, ob Sie überhaupt Hunger haben. Wenn nicht, lassen Sie einfach mal eine Mahlzeit aus!

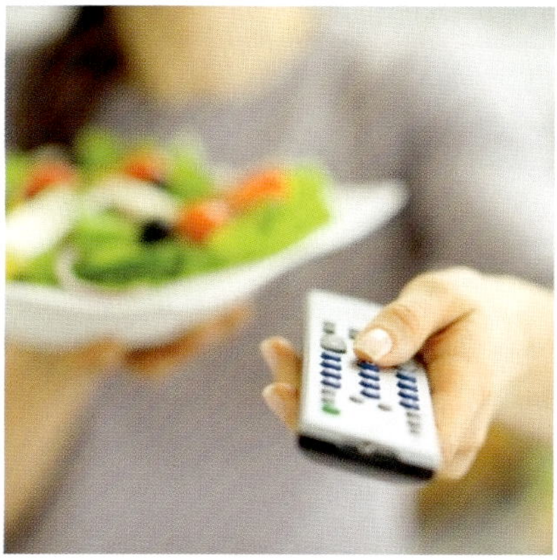

„Suche nicht nach Fehlern, suche nach Lösungen."

Henry Ford

Übung für eine gut definierte Körpermitte

Richtig ausgeführt, kräftigt die Übung die Bauchmuskeln und schafft eine gut definierte Körpermitte. Ausgangsstellung ist die Seitenlage. Legen Sie den Kopf auf dem nach hinten abgewinkelten unteren Arm ab. Der obere Arm stabilisiert mit vor der Brust auf dem Boden abgestützter Hand die Lage. Hüften und Beine stehen senkrecht übereinander, die Beine sind gestreckt. Heben Sie beim Einatmen die Beine geschlossen, so weit Sie können, senkrecht nach oben an. Beim Ausatmen senken Sie die Beine langsam wieder ab, ohne sie jedoch auf dem Boden abzulegen. Wiederholen Sie die Bewegung auf jeder Seite zehnmal in drei Sätzen.

Woche 40

Montag ……………………………………………
……………………………………………
……………………………………………
Dienstag ……………………………………………
……………………………………………
……………………………………………
Mittwoch ……………………………………………
……………………………………………
……………………………………………
Donnerstag ……………………………………………
……………………………………………
……………………………………………
Freitag ……………………………………………
……………………………………………
……………………………………………
Samstag ……………………………………………
……………………………………………
……………………………………………
Sonntag ……………………………………………
……………………………………………
……………………………………………

Resümee ……………………………………………
……………………………………………
……………………………………………
……………………………………………
……………………………………………
……………………………………………

Hilfe bei Verstopfung

Bei Verstopfung helfen neben Bewegung und viel Flüssigkeit auch Leinsamen und Weizenkleie, die z. B. morgens in den Joghurt gerührt, die Darmtätigkeit aktivieren. Auch Sauerkraut- und Pflaumensaft regen die Verdauung an. Achten Sie jedoch auf die Dosierung: Zu viel davon kann zu Durchfall führen! Hilfreich ist auch eine leichte Bauchmassage mit Kümmelsalbe.

Was habe ich durch die Diät über mich gelernt?

1. ______________________
2. ______________________
3. ______________________
4. ______________________
5. ______________________

„Es ist erstaunlich, was man alles lernen kann, wenn man will. Jede Gewohnheit lässt sich ändern."

Salman Rushdie

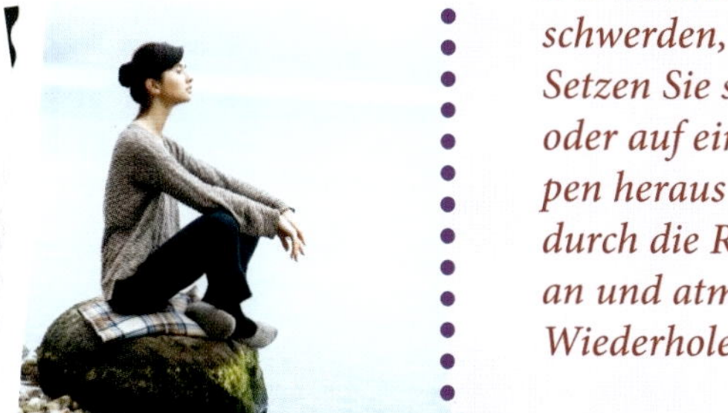

Atemübung für eine gute Verdauung

Die kühlende Atmung wirkt vorbeugend gegen Atembeschwerden, zügelt den Appetit und fördert die Verdauung. Setzen Sie sich dafür mit geradem Rücken in den Fersensitz oder auf einen Stuhl. Strecken Sie die Zunge bis an die Lippen heraus und formen Sie mit ihr ein U. Atmen Sie nun durch die Rinne ein. Halten Sie den Atem fünf Sekunden an und atmen Sie anschließend durch die Nase wieder aus. Wiederholen Sie die Atemübung fünfmal.

Woche 41

Montag

Dienstag

Mittwoch

Donnerstag

Freitag

Samstag

Sonntag

Resümee

Mit Superfood gegen Süßhunger

Eine gesunde Alternative bei Heißhunger auf Süßes ist ein Apfel-Zimt-Kompott. Für ein Glas 4 mehlige süße Äpfel schälen und in kleine Würfel schneiden. Nach und nach mit dem Pürierstab pürieren, 1 EL Honig und 1/4 TL Zimtpulver unterrühren und in ein Glas abfüllen.

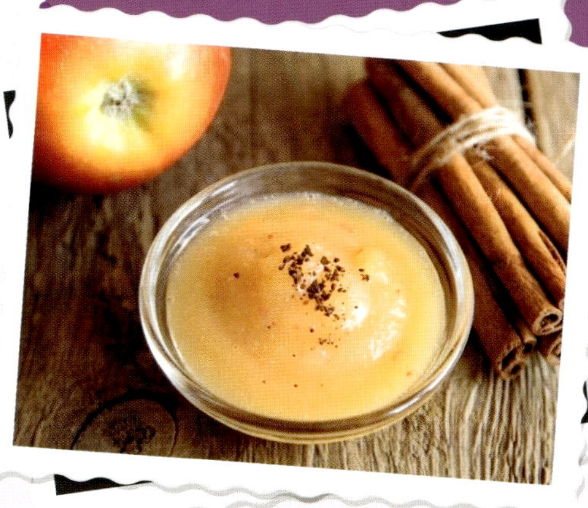

„Mein bewährtes Rezept gegen Trübsinn: Diät, Beschäftigung, Einschränkung der Begierden."

Johannes von Müller

Übung für einen knackigen Po

Diese Übung trainiert besonders die Gesäßmuskulatur. Stützen Sie sich dafür auf Unterarme und Knie auf, Ihre Hände berühren sich dabei. Halten Sie Ihren Rücken gerade. Heben Sie ein Bein nach hinten an, so hoch wie möglich. Fuß und Knie bleiben dabei angewinkelt. Drücken Sie die Ferse nach oben, pressen Sie die Pobacken zusammen und halten Sie diese Position drei Sekunden lang. Kehren Sie dann in die Ausgangsposition zurück. Nun ist das andere Bein an der Reihe. Auf jeder Seite zehnmal wiederholen.

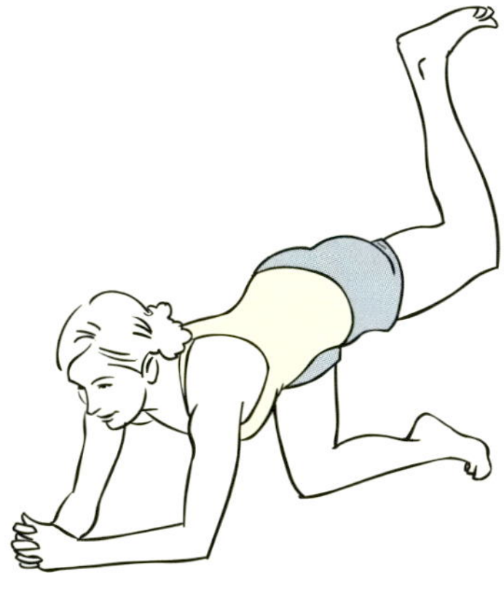

Woche 42

Montag

Dienstag

Mittwoch

Donnerstag

Freitag

Samstag

Sonntag

Resümee

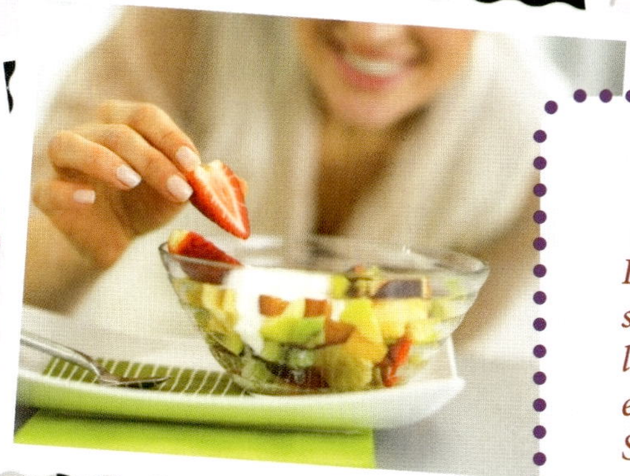

Nicht über die Sättigung hinaus essen

Hören Sie mit dem Essen auf, wenn Sie satt sind. Fühlen Sie sich nicht verpflichtet, den Teller leer zu essen. Wem das schwerfällt, der sollte einfach kleinere Portionen zubereiten. Machen Sie lieber einen kleinen Teller voll als einen großen halb leer. So entsteht der Eindruck, eine große Portion zu sich zu nehmen.

„Man weiß nie, was genug ist, wenn man nicht weiß, was mehr als genug ist."

William Blake

Diät-Check: Shred-Diät

Die vom US-amerikanischen Mediziner Ian K. Smith entwickelte Diät verspricht, dass man mit ihr in sechs Wochen zwei Konfektionsgrößen abnehmen kann. Auf dem Speiseplan stehen dabei sieben kleine Mahlzeiten täglich, vier Hauptmahlzeiten und drei Snacks in festgelegten Abständen, mit täglich insgesamt 1100–1300 Kalorien. Dies soll zu einer längeren Sättigung beitragen. Die Diät besteht aus einer fettarmen Mischkost mit Obst, Gemüse und Vollkornprodukten, aber auch Tofu, Geflügel und Fisch. Als Snacks werden z. B. fettarmer Joghurt, Erdnüsse, Oliven, hartgekochte Eier oder Powerriegel empfohlen. Die Portionen sollten dabei jedoch nie 200 Kalorien überschreiten. Feste Mahlzeiten sind zudem Suppen, Eiweißshakes und Smoothies. Kohlenhydrate sind abends nicht mehr erlaubt. Ansonsten gibt es kaum Verbote. Selbst Kaffee und Alkohol sind in Maßen erlaubt. Die Diät enthält nicht nur einen konkreten Ernährungsplan mit zahlreichen Anregungen, sondern auch ein tägliches moderates Sportprogramm.

Vor- und Nachteile: Bei der Diät werden Heißhungerattacken vermieden. Sie ist abwechslungsreich und bietet eine ausgewogene Mischkost. Verbote gibt es dabei kaum. Auch das Sportprogramm ist positiv. Allerdings eignet sich die Diät nur für Menschen, die die öfteren festen Essenszeiten auch einhalten können, und auch sonst ist die Diät recht aufwendig. Zudem ist das Ziel, zwei Kleidergrößen in sechs Wochen zu verlieren, als unrealistisch zu bewerten.

Woche 43

Montag

Dienstag

Mittwoch

Donnerstag

Freitag

Samstag

Sonntag

Resümee

Übung für schlanke Oberschenkel

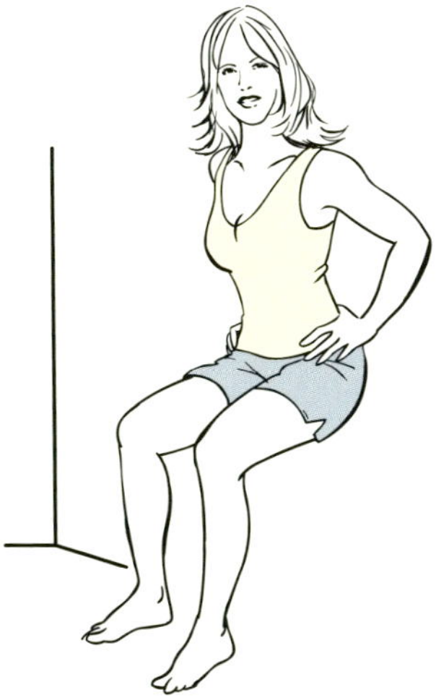

Diese Übung trainiert besonders die Muskeln in den Oberschenkeln: Lehnen Sie sich mit dem Rücken gegen eine Wand. Rutschen Sie so weit hinunter, bis Unter- und Oberschenkel einen 90-Grad-Winkel bilden. Halten Sie diese Position 20 bis 30 Sekunden. Zehnmal wiederholen.

„Zum Erfolg gibt es keinen Lift. Man muss die Treppe benützen."

Emil Oesch

Leichter Snack: Kohlrabi mit Basilikumquark

Wenn Sie der Hunger plagt, hilft dieser kleine Snack, der nicht nur lecker schmeckt, sondern auch noch sehr gesund ist. Dazu brauchen Sie einen kleinen Kohlrabi, 3 EL Magerquark, 2 EL Mineralwasser, 1 EL gehacktes Basilikum sowie Salz und Pfeffer. Schneiden Sie den Kohlrabi in kleine Spalten. Für den Dip rühren Sie Quark, Mineralwasser, Salz und Pfeffer cremig und mischen dann das Basilikum unter.

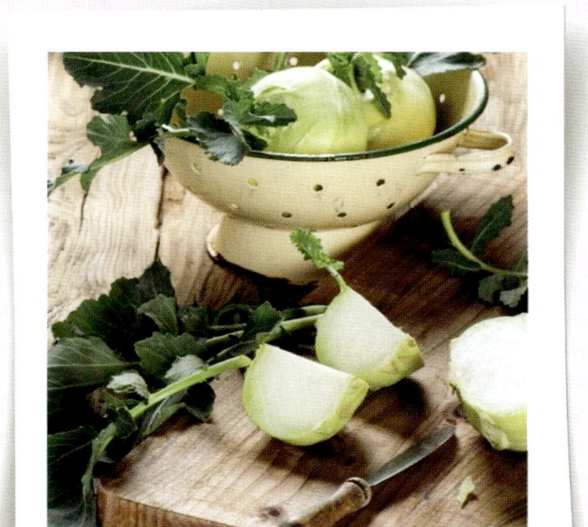

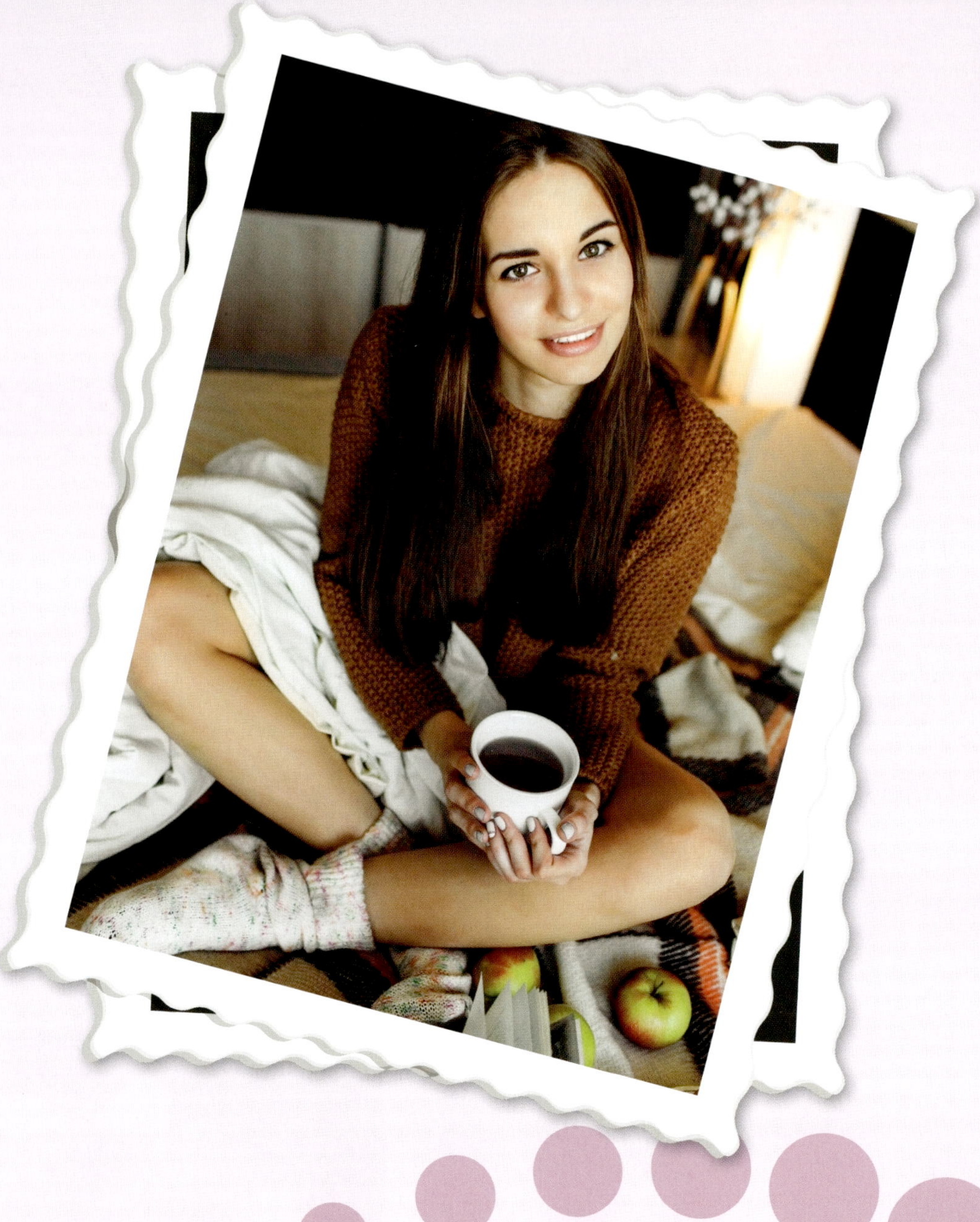

November

Meine persönlichen November-Werte:

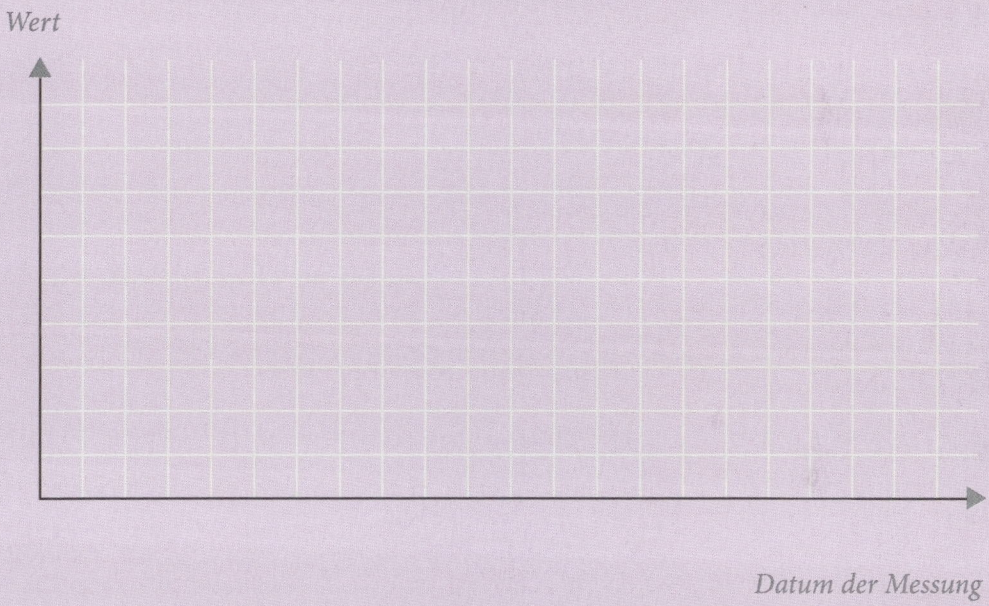

Woche 44

Montag ....

....

....

Dienstag ....

....

....

Mittwoch ....

....

....

Donnerstag ....

....

....

Freitag ....

....

....

Samstag ....

....

....

Sonntag ....

....

....

Resümee ....

....

....

....

....

....

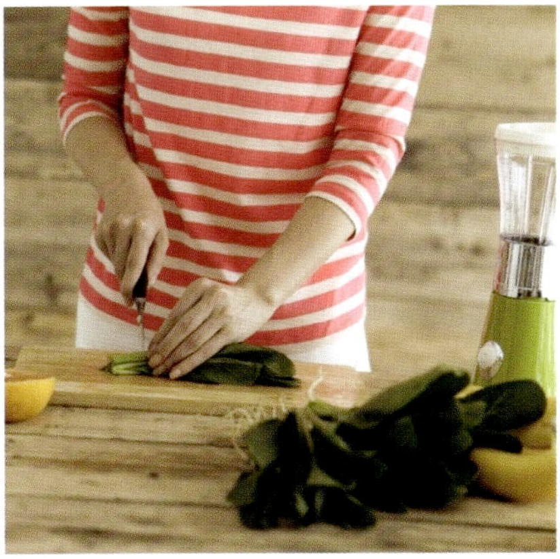

Spirulina-Detox-Smoothie

Dieser Superfood-Smoothie eignet sich hervorragend zum Entgiften. Für zwei große Gläser 2 Äpfel schälen, entkernen und in Stücke schneiden. 1 Orange schälen und in Spalten schneiden. 3 Blätter grünes Blattgemüse (z. B. Schwarzkohl oder Spinat) waschen. Alles mit 1 TL Spirulinapulver und 4 getrockneten, entsteinten Datteln sowie nach Bedarf etwas Wasser im Mixer zu einem Smoothie vermixen.

„Kein Tag hat genug Zeit, aber jeden Tag sollten wir uns genug Zeit nehmen."

John Donne

Schneller satt durch langsames Essen

Ihr Körper sendet frühestens 15–20 Minuten nach Beginn der Mahlzeit Sättigungssignale ans Gehirn, egal wie viel Sie in dieser Zeit gegessen haben. Schnellesser haben dann aber meist schon mehr als genug gegessen. Zudem wird beim langsamen Essen die Nahrung besser verdaut, weil der Speichel schon Vorarbeit geleistet hat. Lassen Sie sich daher beim Essen Zeit. Schauen Sie sich Ihre Mahlzeit auf dem Teller genau an. Welche Farben und Formen hat sie, wie duftet sie? Erst dann nehmen Sie einen Bissen in den Mund. Wie schmeckt es, wie fühlt es sich im Mund an? Kauen Sie langsam und gründlich (20–40 Mal). Legen Sie Ihr Besteck zwischen den Bissen ab. Trinken Sie einen kleinen Schluck Wasser. Vermeiden Sie auch, nebenher – z. B. vor dem Fernseher – oder im Gehen zu essen, um nicht die Kontrolle über die Essensmenge zu verlieren.

Woche 45

Montag ....

....

....

Dienstag ....

....

....

Mittwoch ....

....

....

Donnerstag ....

....

....

Freitag ....

....

....

Samstag ....

....

....

Sonntag ....

....

....

Resümee ....

....

....

....

....

....

Akupressur für neue Energie bei der Diät

Fühlen Sie sich während der Diät etwas schlapp oder ist eine Erkältung im Anmarsch? Dann hilft Ihnen vielleicht eine Akupressur des Punkts Dickdarm elf. Winkeln Sie Ihren Ellenbogen um 90 Grad an. Der Punkt liegt in der Verbindung der Ellenbogenfalte zum Ellenbogen in einer Vertiefung vor dem Ellenbogenknochen. Halten Sie diesen Punkt einfach für etwa eine Minute gedrückt, Sie können ihn auch leicht massieren.

Was werde ich in Zukunft beibehalten?

1. ______
2. ______
3. ______
4. ______
5. ______

„Die Kunst ist, einmal mehr aufzustehen, als man umgeworfen wird."

Winston Churchill

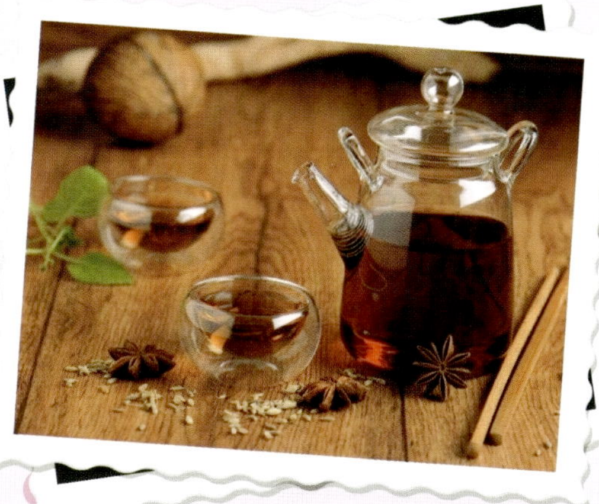

Blähungen beim Abnehmen vermeiden

Bei einigen Diäten treten vermehrt Blähungen auf. Hier haben sich spezielle Teemischungen bewährt. Mischen Sie je 40 g Anis- und Fenchel-Samen zusammen mit 20 g Kamillenblüten. Pro Tasse brühen Sie 1 EL der Mischung auf, lassen den Tee 10-15 Minuten ziehen und filtern ihn ab. Trinken Sie den Tee in kleinen Schlucken.

Woche 46

Montag ....

....

....

Dienstag ....

....

....

Mittwoch ....

....

....

Donnerstag ....

....

....

Freitag ....

....

....

Samstag ....

....

....

Sonntag ....

....

....

Resümee ....

....

....

....

....

....

Kalorienarmer Shake für mehr Energie

Wer morgens schnell in Schwung kommen und sich einen kräftigen Energieschub für den kommenden Tag verpassen will, kann es mit diesem leckeren Fruchtshake versuchen. Dazu brauchen Sie 1 Banane, 1 Birne, 3 Kiwis, 50 g Ananas, 200 ml Apfelsaft und 3 EL Naturjoghurt (1,5 % Fett) sowie kleine Eiswürfel. Schneiden Sie das Obst klein, geben Sie alle Zutaten in eine Rührschüssel und verrühren Sie sie gut oder pürieren Sie sie im Mixer.

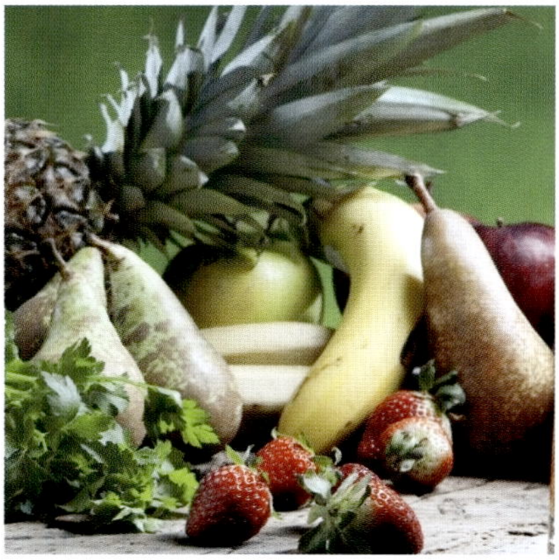

„Wer kämpft, kann verlieren. Wer nicht kämpft, hat schon verloren."

Bertolt Brecht

Elektronische Hilfe beim Abnehmen

Inzwischen gibt es viele Apps, Internetvideos und andere digitale Hilfsmittel. Beliebte Diät-Apps, die z. B. einen Kalorienrechner bieten, sind „FDDB" (im Internet unter fddb.info), „Diät Profi HD" und „FatSecret". Fitnessvideos und Entspannungstechniken finden Sie im Internet z. B. unter www.vigotv.de und auch Youtube bietet in verschiedenen Fitness-Channels gute Workouts. Neben Schrittzählern, Pulsuhren und Fitnessarmbändern erfassen auch Apps wie „Moves", „Fitbit" oder „Runtastic" Distanz und Zeit beim Laufen. Andere Apps, z. B. „Freeletic", bieten Ihnen Workouts zum Nachmachen an. Spielerisch trainieren können Sie mit Konsolenspielen wie z. B. „Wii Fit" oder „Zumba Fitness: World Party".

Woche 47

Montag ....

....

....

Dienstag ....

....

....

Mittwoch ....

....

....

Donnerstag ....

....

....

Freitag ....

....

....

Samstag ....

....

....

Sonntag ....

....

....

Resümee ....

....

....

....

....

....

Diät-Check: Trennkost

Basis dieses vom US-amerikanischen Mediziner Howard Hay begründeten Ernährungssystems ist die Theorie, dass Kohlenhydrate und Eiweiße nicht gleichzeitig verdaut werden können, sodass es dabei zu einer Übersäuerung des Körpers kommt. Bei der Diät darf man folglich kohlenhydratreiche Lebensmittel wie Kartoffeln, Brot und Nudeln bei einer Mahlzeit nicht mit eiweißreichen Lebensmitteln wie Eiern, Fleisch oder Käse kombinieren. Lebensmittel, die größere Mengen an Kohlenhydraten und Eiweißen enthalten, wie Wurstwaren oder Hülsenfrüchte sind dabei ganz verboten. Neutrale Lebensmittel wie Gemüse und Salat können immer als Beilage dienen. Morgens und mittags wählt man zwischen Kohlenhydrat- und Eiweißmahlzeiten, abends sind Kohlenhydrate vorgeschrieben. Außerdem sollen die täglichen Mahlzeiten zu drei Vierteln aus basenbildenden Nahrungsmitteln (Obst, Gemüse, Salat) und zu einem Viertel aus Säurebildnern (Fisch, Fleisch, Käse, Milch) zusammengesetzt sein. Dabei darf man so viel essen, wie man will.

Vor- und Nachteile: Die Ernährung mit viel Obst, Gemüse und Salat sowie wenig Fleisch liefert wenig Kalorien, was beim Abnehmen hilft. Hungergefühle kommen dabei kaum auf. Zwar ist die Diät auf eine langfristige Ernährungsumstellung ausgelegt, dennoch ist sie schwer umzusetzen. Zudem ist die Theorie, Kohlenhydrate und Eiweiße würden getrennt verdaut, wissenschaftlich widerlegt.

„Nicht der Wille ist der Antrieb unseres Handelns, sondern unsere Vorstellungskraft."

Émile Coué

Clever einkaufen und Heißhunger vermeiden

Gehen Sie nie hungrig zum Einkaufen, denn das verführt dazu, mehr einzukaufen, als Sie eigentlich wollten. Schreiben Sie stattdessen am besten eine Einkaufsliste und kaufen Sie möglichst selten ein, damit Sie keine Vorräte zu Hause lagern müssen, die zum Mehressen bei Heißhungerattacken verführen.

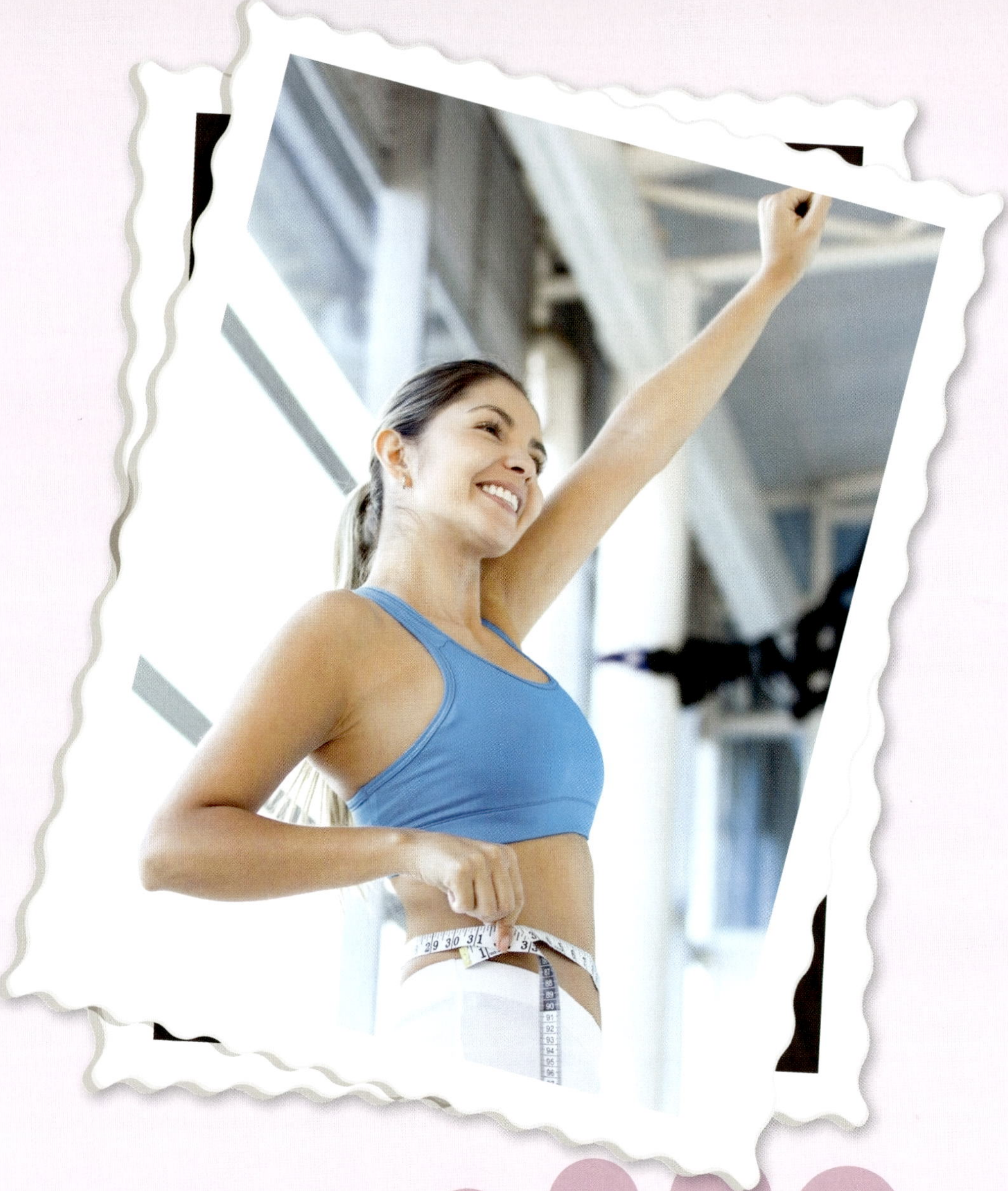

Dezember

Meine persönlichen Dezember-Werte:

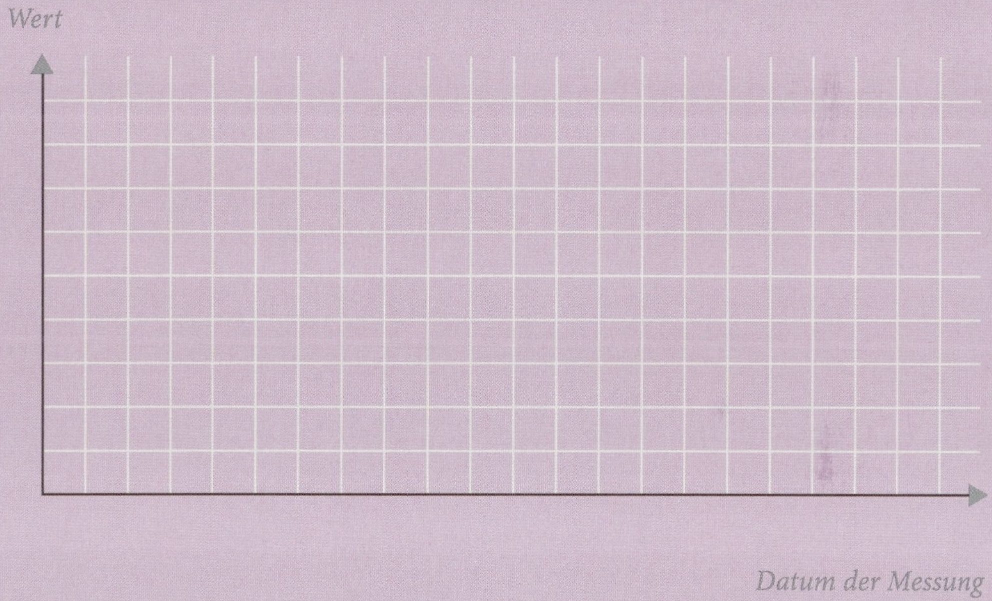

Woche 48

Montag ....

....

....

Dienstag ....

....

....

Mittwoch ....

....

....

Donnerstag ....

....

....

Freitag ....

....

....

Samstag ....

....

....

Sonntag ....

....

....

Resümee ....

....

....

....

....

....

Trainieren im Fitnessstudio

Um Ausdauertraining auch bei Kälte und schlechtem Wetter durchzuhalten, bietet sich ein Fitnessstudio an. Besonders motivierend ist es, das Training abwechslungsreich zu gestalten, etwa durch eine Kombination von Laufband-, Spinning-, Ruder- und Steppertraining mit anschließenden Kraftübungen. Fitnessstudios bieten neben dem Gerätetraining auch Fitnesskurse (z. B. Stepp-Aerobic, Pilates, Body Workout) an, die Sie je nach Vorliebe auswählen können.

„Der Mensch kann unendlich viel, wenn er die Faulheit abgeschüttelt hat und sich vertraut, dass ihm gelingen muss, was er ernstlich will."

Ernst Moritz Arndt

Aronia-Punsch für Entgiftung und Immunabwehr

Winterzeit ist Erkältungszeit. Beugen Sie vor! Für ein Glas immunstärkenden und entgiftendenAronia-Punsch 50 ml Aroniasaft oder 1–2 TL getrocknete Beeren in ein Glas geben, mit heißem Wasser aufgießen, 15 Minuten ziehen lassen (Beeren abseihen) und nach Belieben mit Zitronensaft verfeinern. Empfohlen werden täglich bis zu drei Tassen.

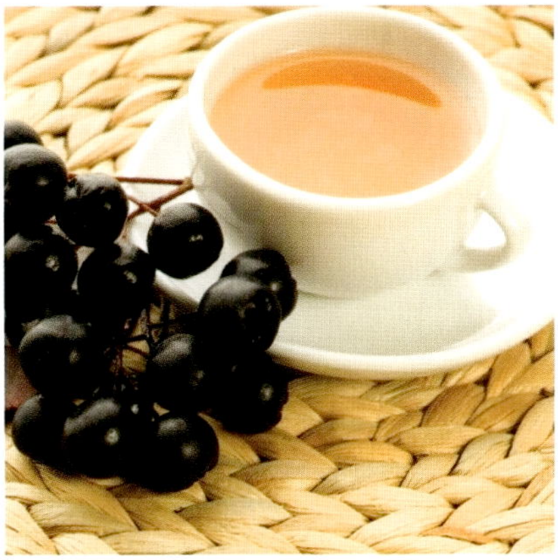

Woche 49

Montag ....

....

....

Dienstag ....

....

....

Mittwoch ....

....

....

Donnerstag ....

....

....

Freitag ....

....

....

Samstag ....

....

....

Sonntag ....

....

....

Resümee ....

....

....

....

....

....

Vitamine für die Abwehrkräfte und zum Abnehmen

Vitamin C stärkt nicht nur in der kalten Jahreszeit die Abwehrkräfte, es regt auch den Fettabbau an und kräftigt hochdosiert das Bindegewebe. Große Mengen an Vitamin C enthalten z. B. Kiwis, Zitrusfrüchte, Grünkohl und Rosenkohl. Wer abnehmen will, sollte mindestens zweimal täglich zu Vitamin-C-reichem Obst und Gemüse greifen und dazu je 250 mg des Vitamins in Kapsel- oder Pulverform zu sich nehmen.

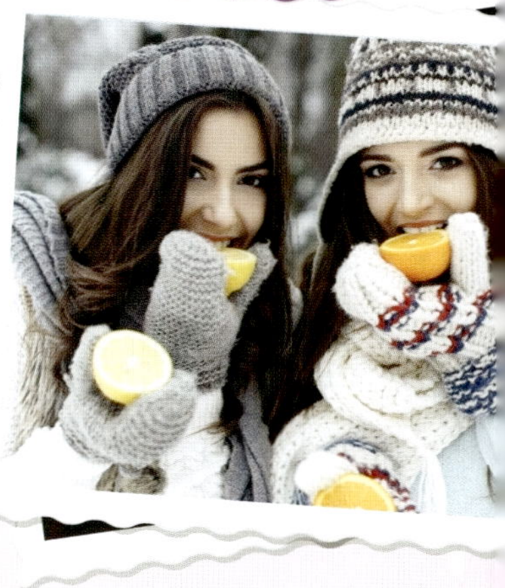

„Deine erste Pflicht ist, dich selbst glücklich zu machen. Bist du glücklich, so machst du auch andere glücklich."

Ludwig Andreas Feuerbach

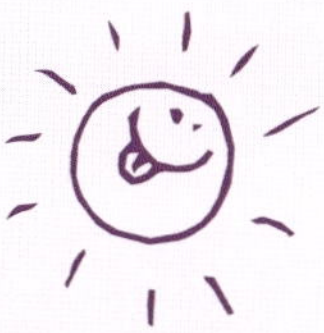

Übung für eine schlanke Taille

Diese Übung trainiert vor allem die schrägen Bauchmuskeln: Legen Sie sich auf die Seite und stützen Sie sich mit Unterarm und Füßen ab, die Füße sollten sich dabei übereinander befinden. Halten Sie den Rücken gerade, spannen Sie die Bauchmuskeln an und senken Sie die Hüfte langsam in Richtung Boden ab, jedoch ohne den Boden zu berühren. Achten Sie auch darauf, dass sich die Schultern nicht senken. Heben Sie die Hüfte dann wieder an. Zehnmal wiederholen, dann ist die andere Seite an der Reihe.

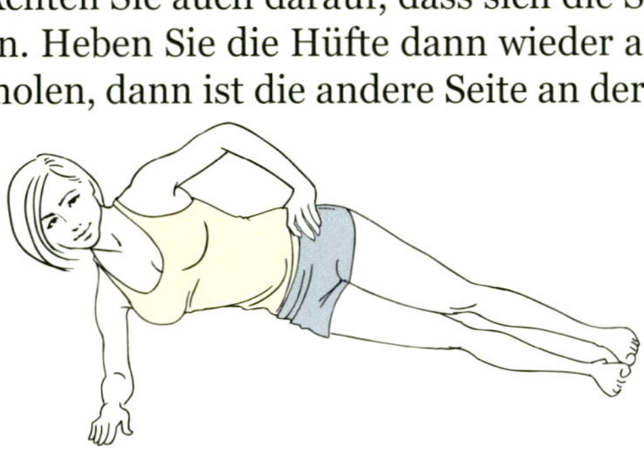

Woche 50

Montag

Dienstag

Mittwoch

Donnerstag

Freitag

Samstag

Sonntag

Resümee

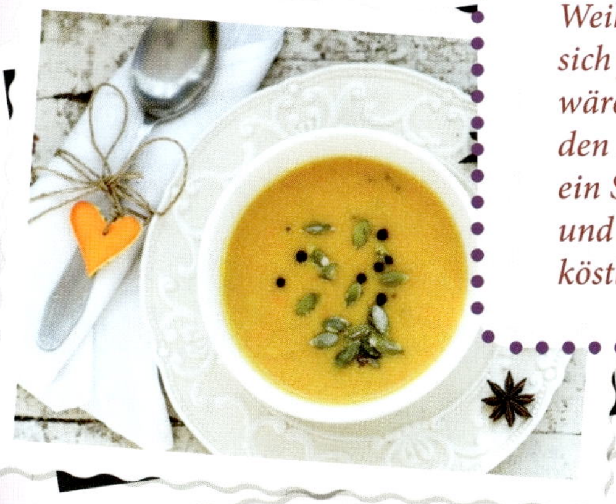

Leicht essen an den Feiertagen

Natürlich darf an den Feiertagen ein leckeres Weihnachtsessen nicht fehlen, doch dabei muss es sich ja nicht um eine Kalorienbombe handeln. Wie wäre es z. B. mit einer Suppe als Vorspeise? Sie füllt den Magen und ist ein echter Sattmacher. Auch ein Salat füllt den Magen. Feldsalat mit Früchten und Nüssen mit einer leichten Vinaigrette ist eine köstliche Alternative zur fetten Vorspeise!

„Man darf nicht aus Furcht, doch wieder in Unvollkommenheiten zu fallen, die Hände in den Schoß legen."

Franz Marc

Entgiften mit Wellness im Winter

Lichtmangel und Kälte im Winter setzen Körper und Seele zu. In der Vorweihnachtszeit geht es zudem häufig hektisch zu. Wellnessanwendungen mindern nicht nur Stress und regen Glückshormone an, sondern straffen auch das Bindegewebe. Ein Saunagang beispielsweise entspannt, reinigt den Körper von Stoffwechselabbaustoffen und stärkt Immunsystem und Blutgefäße. Auch professionelle Massagen (z. B. Lomi-Lomi, Thai- oder Aroma-Massage) entspannen körperlich und geistig, fördern die Durchblutung und den Abbau von Stoffwechselabbauprodukten.

Woche 51

Montag

Dienstag

Mittwoch

Donnerstag

Freitag

Samstag

Sonntag

Resümee

Heißes Zitronenwasser für Verdauung und Entgiftung

Zum Entgiften im Winter eignet sich heißes Zitronenwasser: Einfach den Saft einer halben Zitrone auspressen, mit einem Glas heißem Wasser mischen, nach Bedarf mit wenig Honig süßen und jeden Morgen vor dem Frühstück heiß trinken. Wärme und Säure regen die Verdauung an, bringen den Stoffwechsel in Schwung und helfen dabei, Gifte aus den Zellen auszuschwemmen.

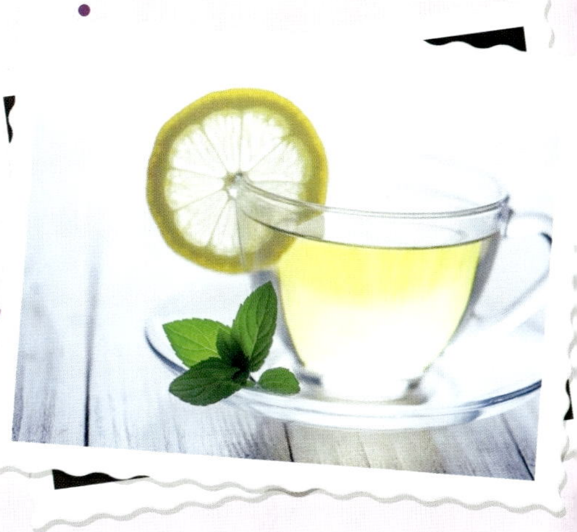

„Wer sein Ziel kennt, findet den Weg."

Laotse

Diät-Check: Weight Watchers

Die von der Amerikanerin Jean Nidetch entwickelte Methode basiert auf einer Kalorienreduktion durch ein Punktesystem, bei dem jedem Nahrungsmittel oder Gericht ein bestimmter Punktewert zugewiesen wird. Ein Coach legt anhand von Daten wie Gewicht, Größe, Alter und Geschlecht individuell fest, wie viele Punkte täglich verbraucht werden dürfen. Danach kann man sich seinen Speiseplan nach Belieben zusammenstellen. Solange das Punktebudget nicht überschritten wird, ist alles erlaubt. Hinzu kommen Wochenextras, die man z. B. bei Feiern oder Restaurantbesuchen einlösen kann. Ergänzt wird das Punktezählen durch Rezeptanregungen und Verhaltenstipps, die dabei helfen, Dickmacher zu meiden. Auch ein Sportprogramm und wöchentliche Gruppentreffen (oder alternativ ein Online-Programm) gehören dazu.

Vor- und Nachteile: Vorteilhaft ist das Abnehmen in kleinen Schritten und das Ziel, das Gewicht langfristig zu halten. Man lernt bewusstes Essen und den Umgang mit schwierigen Situationen (z. B. Feiern, Restaurantbesuche). Das Abnehmen in der Gruppe wirkt motivierend. Die Ernährung ist ausgewogen und sättigend. Allerdings handelt es sich um ein kostenpflichtiges Angebot. Zudem kann das Punktezählen bisweilen kompliziert sein.

Woche 52

Montag ....

....

....

Dienstag ....

....

....

Mittwoch ....

....

....

Donnerstag ....

....

....

Freitag ....

....

....

Samstag ....

....

....

Sonntag ....

....

....

Resümee ....

....

....

....

....

....

Wunschgewicht langfristig halten

Herzlichen Glückwunsch: Sie haben abgenommen und Ihr Wunschgewicht erreicht. Wer nun jedoch in alte Ernährungssünden zurückfällt und sich wieder auf die faule Haut legt, wird bald wieder von vorne beginnen müssen. Langfristig halten können Sie Ihr Gewicht nur mit einer Ernährungsumstellung. Meiden Sie große Mengen an Zucker und ungesunden Fetten und greifen Sie stattdessen zu viel Obst und Gemüse. Ein Ernährungstagebuch kann dabei helfen, die aufgenommene Kalorienmenge im Auge zu behalten. Treiben Sie zudem weiterhin regelmäßig Sport, um Ihr Gewicht zu halten.

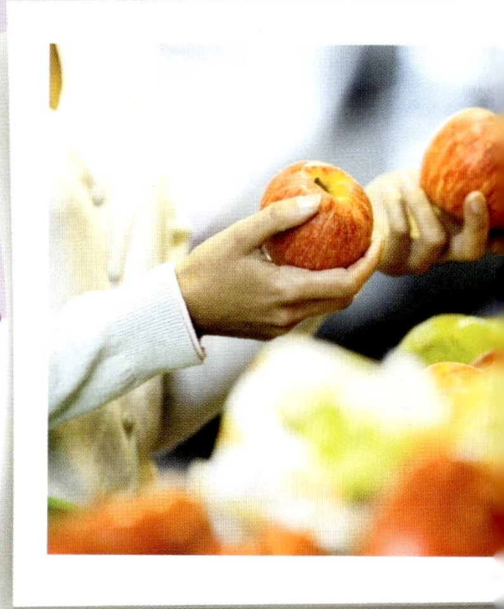

„Es gibt niemanden, der nicht isst und trinkt, aber nur wenige, die den Geschmack zu schätzen wissen."

Konfuzius

Leicht essen nach Diäten

Setzen Sie sich nach einer Diät keine strikten Verbote, denn diese machen Ungesundes erst recht verlockend. Gönnen Sie sich stattdessen ab und zu eine kleine Sünde und ersetzen Sie ansonsten Dickmacher durch gesündere Alternativen. Wenn Sie z. B. zweimal pro Woche Fisch statt Fleisch essen, Weißmehl durch Vollkornprodukte ersetzen oder Ihr Essen ohne Fett in der Teflonpfanne dünsten oder im Ofen zubereiten, zahlt sich das langfristig aus. Verzichten Sie zum Abendessen möglichst auf Kohlenhydrate. So bremsen Sie den Heißhunger aus und bauen nachts Fett ab.

Register

L/M

N/O/P/R

S/T

U/V/W

Impressum

© 2016 OTUS Verlag AG, Bergstrasse 2, 8712 Stäfa, Schweiz
www.otus.ch
ISBN: 978-3-03793-590-3

Komplettproducing: twinbooks, München
Texte: Birgit Adam, Karin Bayer, Susanne Boes, Melanie Goldmann, Dörthe Grisse-Seelmeyer, Iris Hammelmann, Karolin Küntzel, Ulrike Schilling, Iris Schmidt-Röger, Annerose Sieck, Jörg-Rüdiger Sieck

Alle Abbildungen © Shutterstock Images; Illustrationen Viper Design Vitaly Haak

Alle Rechte vorbehalten. Kein Teil dieses Werkes darf ohne schriftliche Einwilligung des Verlages in irgendeiner Form (Druck, Fotokopie, Mikrofilm oder in einem anderen Verfahren) reproduziert oder unter Verwendung elektronischer Systeme verarbeitet, vervielfältigt oder verbreitet werden.

Alle Informationen in diesem Buch wurden mit größter Sorgfalt erarbeitet und geprüft. Weder Herausgeber, Autor noch Verlag können jedoch für Schäden haftbar gemacht werden, die in Zusammenhang mit der Verwendung dieses Buches stehen.